Harnanalytisches Praktikum

Von

Professor Dr. Benno Reichert
Verden/Aller

Dritte Auflage

Mit 9 Abbildungen

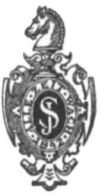

Springer-Verlag Berlin Heidelberg GmbH
1948

ISBN 978-3-540-01338-9   ISBN 978-3-642-86985-3 (eBook)
DOI 10.1007/978-3-642-86985-3

Alle Rechte, insbesondere das der Übersetzung
in fremde Sprachen, vorbehalten.

Softcover reprint of the hardcover 3rd edition 1948

Vorwort zur dritten Auflage.

Die Herausgabe der seit längerer Zeit geplanten erweiterten 3. Auflage des „Harnanalytischen Praktikums" hat sich infolge der Zeiterscheinungen verzögert. Von den vorhergehenden Auflagen unterscheidet sich die vorliegende dadurch, daß Nebensächliches ausgemerzt, Neues aufgenommen wurde. Die Kapitel III und IV sind erweitert und ergänzt worden; gleichfalls wurde im Abschnitt V der im klinisch-chemischen Laboratorium häufig gewünschte Nachweis von Sulfonamiden und von VitaminC aufgenommen. Das Praktikum ist ferner in seinem Inhalt durch 5 Abbildungen und durch eine kurze Charakterisierung der Harnsedimente bereichert worden.

Herrn Dr. F. WITTMANN, Chefinternist vom Krankenhaus Verden-Aller, spreche ich für seine Ratschläge meinen besten Dank aus. Meiner Mitarbeiterin Frl. URSULA SCHWEBS bin ich ebenfalls für das Zustandekommen der 3. Auflage zu Dank verpflichtet.

Verden-Aller, 6. VII. 48.
Privatlaboratorium
PROFESSOR DR. BENNO REICHERT.

Vorwort zur ersten Auflage.

Das „Harnanalytische Praktikum" ist aus den Erfahrungen, die der Verfasser seit Jahren bei der Unterweisung der Pharmaziestudierenden im harnanalytischen Praktikum und Lehrgängen gesammelt hat, entstanden. Es stellt die Fortführung der 1938 als Manuskript gedruckten „Anleitung zum harnanalytischen Praktikum (für den Gebrauch im Pharmazeutischen Institut der Universität Berlin)" dar. Gegenüber dieser ersten Fassung ist das vorliegende Praktikum wesentlich erweitert worden. Der Verfasser hat bei der Abfassung der Schrift insbesondere solche quantitativen Untersuchungsverfahren berücksichtigt, die bei hinreichender Genauigkeit mit den Hilfsmitteln des Apothekenlaboratoriums ohne erheblichen Aufwand an Apparaten und Zeit durchführbar sind. Bei den aufgenommenen Reaktionen handelt es sich zumeist um solche, die sich im Praktikum bewährt haben; eine Ausnahme ist nur in den Fällen gemacht worden, in denen eine Aufnahme aus historischen Gründen angezeigt erschien.

Berlin-Steglitz, März 1942.

DR. BENNO REICHERT.

Inhaltsverzeichnis

Seite
I. Die normalen Bestandteile und Eigenschaften des Harns 1
Zusammensetzung und Bestandteile S. 1. — Harnmenge S. 1. — Geruch S. 2. — Farbe S. 2. — Klarheit S. 3. — Spezifisches Gewicht S. 3. — Wasserstoffionenkonzentration S. 4. — Harnkonservierung S. 5.

II. Die Bestimmung anorganischer Bestandteile des Harns 5
  1. Bestimmung des Gehaltes an Chloriden 5
  2. Bestimmung des Sulfatschwefels und der Ätherschwefelsäuren 6

III. Die Bestimmung normaler organischer Bestandteile des Harns . 7
  1. Bestimmung des Gesamtstickstoffes 7
    Titrimetrische Bestimmung S. 7. — Kolorimetrische Bestimmung S. 8.
  2. Bestimmung des Harnstoffes 10
    Kolorimetrische Methode S. 10. — Xanthydrolmethode S. 10.
  3. Bestimmung der Harnsäure 11
    Titrimetrische Bestimmung S. 12. — Kolorimetrische Bestimmung S. 13.

IV. Die Bestimmung pathologischer Bestandteile im Harn 14
  1. Eiweiß 14
  2. Zuckerarten 17
    Glukose S. 18. — Pentosen S. 23.
  3. Azetonkörper 23
    Azeton S. 23. — Azetessigsäure S. 25. — β-Oxybuttersäure S. 27.
  4. Harnindikan 27
  5. Gallenfarbstoffe und Gallensäuren 28
  6. Blut und Blutfarbstoff 29
  7. Urobilin und Urobilinogen 30
  8. Diazokörper 31

V. Die Bestimmung von Arzneistoffen im Harn 31

VI. Untersuchung von Harnsedimenten 35
Zusammenstellung der verwendeten Literatur 39

I. Die normalen Bestandteile und Eigenschaften des Harns.

Der überwiegende Teil der mit der Nahrung aufgenommenen Flüssigkeitsmenge, der beim Stoffwechsel gebildeten Stoffwechselschlacken und des vom Körper beim Abbau der ihm zugeführten Nahrungsmittel entstehenden Oxydationswassers wird durch die Nieren zur Ausscheidung gebracht und als Harn entleert.

Zusammensetzung und Bestandteile. Der gesunde Organismus scheidet innerhalb von 24 Stunden ungefähr 60 g (55—70 g) feste Stoffe durch den Harn aus. Davon sind etwa 20—25 g *anorganische* Verbindungen und annähernd 35—45 g *organische* Stoffe. Die Verteilung der durch den Harn ausgeschiedenen Substanzen zeigt die Tabelle 1.

Tabelle 1. Anorganische und organische Bestandteile des Harns.

Anorganische Verbindungen

Natriumchlorid	10—16 g
Phosphorsäure	etwa 3,6 g[1]
Kaliumverbindungen (als K_2O)	etwa 3 g
Gesamtschwefelsäure	2,5 g[2]
Ammoniak	0,7 g
Magnesium	0,4—0,5 g
Calcium	0,25—0,4 g

Organische Verbindungen

Harnstoff	25—35 g[3]
Kreatinin	1,5 g
Harnsäure	0,4—1,0 g
Hippursäure	0,2—1,0 g
Übrige organische Verbindungen	2,1 g[5]

Harnmenge: Zeigen die ausgeschiedenen festen Bestandteile hinsichtlich ihrer Menge gewisse Unterschiede, die abhängig von der Art der aufgenommenen Nahrung sind, so ist auch die inner-

---

[1] Davon etwa $^2/_3$ an Alkalien und $^1/_3$ an Erdalkalien gebunden.
[2] s. S. 6.
[3] Diese Menge entspricht einem täglichen Eiweißumsatz von etwa 100 g.
[4] Davon sind ungefähr 0,28—0,35 g endogenen Ursprungs.
[5] Purinbasen, Oxalsäure, gepaarte Glukuron- und Schwefelsäuren.

halb von 24 Stunden abgesonderte *Harnmenge* Schwankungen unterworfen. Im allgemeinen scheidet der männliche Organismus etwas mehr Harn ab, als der weibliche.

Die im Verlauf von 24 Stunden abgesonderte Harnmenge beträgt

    bei Männern   1500—2000 ccm,
    bei Frauen   1200—1800 ccm.

Als *physiologische Grenzwerte* sind Harnmengen, die zwischen 500 ccm und 3000 ccm liegen, anzunehmen.

Eine *pathologische Vermehrung* der Harnsekretion wird als *Polyurie* bezeichnet (Diabetes mellitus und Diabetes insipidus). Ist die Harnsekretion vermindert so spricht man von *Oligurie* (akute fieberhafte Erkrankungen, toxische Dosen von Quecksilberverbindungen [!] u. a.). Ein Versiegen der Harnsekretion, *Anurie*, tritt bei mechanischem Verschluß der Harnwege sowie bei Vergiftungen durch Oxalsäure und gewisse Metallgifte (Arsen) auf.

Geruch: Der vom gesunden Organismus entleerte Harn zeigt einen ihm eigentümlichen Geruch, der stark von der Ernährung beeinflußt wird. Allgemein bekannt ist der nach Genuß von Spargeln auftretende Geruch, dessen Träger Merkaptane sein dürften. Bei *Cystitis* riecht der Harn infolge bakterieller Zersetzung schwefelhaltiger Verbindungen häufig nach Schwefelwasserstoff. Im vorgeschrittenen Stadium von *Diabetes mellitus* nimmt der Harn durch vorhandene Azetonkörper obstähnlichen Geruch an.

Farbe: Die Farbe des normalen Harns ist durch die Farbstoffe *Urochrom, Uroerythrin, Urorosein* und *Urobilin* bedingt. Nach dem Gebrauch von Arzneimitteln kann der Harn eine abnorme Färbung annehmen. Die Harnfarbe wird ferner durch die Reaktion sowie durch pathologische Bestandteile, z. B. Blut, Gallenfarbstoffe (s. dort), weitgehend beeinflußt. Sauer reagierende Harne pflegen dunkler gefärbt zu sein als alkalisch reagierende. Die nach Pyramidongaben beobachtete Rosa- bis Rotfärbung des Harns wird durch ausgeschiedene *Rubazonsäure* hervorgerufen. Eine goldgelbe bis gelbrote Färbung findet man nach Gebrauch emodinhaltiger Drogen (*Rheum, Senna, Frangula, Cascara Sagrada*), ferner nach Gaben von *Santonin, Prontosil rubrum*, Neotropin u. a. Eine tiefbraune bis schwarzbraune Farbe ist häufig durch chinonähnliche Verbindungen, die nach Verabfolgung von Resorcin, Kreosot, Salol, Thymol, Folia Uvae ursi und Gerbsäure im Organismus gebildet werden, bedingt.

Klarheit: Normaler Harn ist klar, er scheidet nach einigem Stehenlassen die vorwiegend aus Blasenschleim bestehende Nubecula aus. Trüb entleerter Harn wird auf die Ursache der Trübung nach folgendem Schema untersucht:
Einige ccm des trüben Harns werden erhitzt.
a) Beim Erwärmen leicht löslich: Urate (außer Ammoniumurat).
b) Beim Erwärmen unlöslich, aber
1. in Essigsäure löslich: Phosphate, Karbonate (Aufbrausen), Ammoniumurat ($\downarrow$ Harnsäure)
2. in Essigsäure unlöslich, aber
α) in Salzsäure löslich: Kalziumoxalat
β) in Salzsäure unlöslich: Harnsäure
3. in Kalilauge löslich: Harnsäure
4. in Kalilauge unlöslich: Eiter oder bei Auftreten eines rot gefärbten Niederschlages: Blutfarbstoff.

Wenn nach a und b keine Klärung: Fett (Klären durch Ätherzusatz), Bakterien oder pathologische Trübungsstoffe (Sedimentuntersuchung!).

Spezifisches Gewicht: Das spezifische Gewicht des Harns ist weitgehend von der Flüssigkeitsaufnahme und -ausscheidung abhängig. Bei vermehrter Flüssigkeitszufuhr ist unter normalen Verhältnissen das spezifische Gewicht niedrig, während bei geringer Flüssigkeitsaufnahme Harne mit hohem spezifischem Gewicht entleert werden. Im allgemeinen besteht direkte Proportionalität zwischen Harnfarbe und spezifischem Gewicht. So zeigen normale dunkelgefärbte Harne ein hohes spezifisches Gewicht (hochgestellte Harne). Eine Ausnahme bildet Diabetikerharn, der bei hohem spezifischem Gewicht blaß gefärbt ist.

Die *physiologischen Grenzwerte* für das spezifische Gewicht des Harns liegen zwischen 1,005 und 1,030. Werte, die unter 1,005 und oberhalb 1,030 liegen, müssen als pathologisch angesehen werden. Das spezifische Gewicht normaler Harne liegt gewöhnlich zwischen 1,015 und 1,025.

Die Bestimmung des spezifischen Gewichtes erfolgt in der Praxis mit dem Urometer.

Es ist zweckmäßig mit einem Urometersatz von 2—3 Spindeln zu arbeiten. Bei Verwendung eines Aggregats von 3 Spindeln ist die Unterteilung der einzelnen Senkkörper folgende:
1. 1,000—1,020,
2. 1,020—1,040,
3. 1,040—1,060,

Im allgemeinen genügen die beiden ersten Spindeln.

Aus dem spezifischen Gewicht läßt sich die Menge der im Harn vorhandenen festen Bestandteile annähernd bestimmen. Durch Multiplikation des HAESERschen Koeffizienten (2,33) mit den zwei letzten Stellen des auf *drei* Stellen bestimmten spezifischen Gewichts erhält man die in 1000 ccm Harn enthaltenen festen Bestandteile.

Beispiel: Spezifisches Gewicht: 1,020; Koeffizient: 2,33.
20 × 2,33 = 46,6 g feste Bestandteile in 1000 ccm Harn.
Bei einer Harntagesmenge von 1500 ccm beträgt die Menge an ausgeschiedenen festen Bestandteilen demnach 69,9 g.

Normaler Harn enthält 4—5% feste Bestandteile.

War der Harn stark eiweißhaltig ($>7^0/_{00}$ Eiweiß) so ist der Koeffizient nach HAESER zur Berechnung der festen Bestandteile des Harns nicht anwendbar. Für jedes $^0/_{00}$ Eiweiß sind 0,026 vom spezifischen Gewicht zu subtrahieren und aus dem so korrigierten Wert der Gehalt an festen Substanzen durch Multiplikation mit 2,33 zu errechnen.

Der Koeffizient von HAESER gilt auch nicht, wenn es sich um den Harn von Säuglingen und Kleinstkindern handelt. In diesem Falle sind die zwei letzten Stellen des auf drei Stellen bestimmten spezifischen Gewichtes mit dem Faktor 1,66 zu multiplizieren (MARTIN und RUGE).

Wasserstoffionenkonzentration (Reaktion). Die Wasserstoffionenkonzentration des Harns liegt unter normalen Verhältnissen zwischen den p_H-Werten 4,8—7,5. Sie ist weitgehend von der Ernährungsweise abhängig. Bei animalischer und gemischter Kost reagiert der frisch gelassene Harn sauer ($p_H < 7$). Die saure Reaktion wird nicht durch freie Säuren, sondern durch saure Salze — *primäre Phosphate, Hemiurate* — hervorgerufen.

Ein schwach alkalisch reagierender Harn ($p_H > 7$) wird bei vorwiegend vegetabilischer Ernährungsweise entleert. Harne, die längere Zeit gestanden haben, erleiden eine bakterielle Zersetzung. Durch Einwirkung von *Micrococcus Hauser*, *Micrococcus ureae* oder *Bacterium ureae* unterliegt der Harnstoff im Sinne nachstehender Gleichung einer Hydrolyse:

$$C = O \begin{smallmatrix} NH_2 \\ \\ NH_2 \end{smallmatrix} \xrightarrow{H_2O} 2 NH_3 + CO_2$$

Bei *Cystitis* erfolgt die Spaltung des Harnstoffs in Ammoniumbicarbonat bereits im Organismus und es wird ein nach Ammoniak riechender Harn ausgeschieden.

Die Bestimmung der Reaktion des Harns erfolgt gewöhnlich

mit Hilfe von Lackmuspapier. Bisweilen werden Harne durch rotes Lackmuspapier blau und durch blaues Lackmuspapier rot gefärbt: sie reagieren *amphoter*. Dieses Verhalten ist auf die gleichzeitige Anwesenheit von primären und sekundären Phosphaten zurückzuführen.

Harnkonservierung: Am zweckmäßigsten ist die Konservierung mit *Toluol*, von dem 50—60 Tropfen pro Liter Harn zugesetzt werden. Das als Konservierungsmittel empfohlene *Chloroform* reduziert FEHLINGsche Lösung (!). Auch *Thymol* erscheint als Konservierungsmittel nicht empfehlenswert, da es zu Täuschungen beim Nachweis von Eiweiß-(HELLERsche Probe) Anlaß geben kann. Durch Aufbewahren im Dunklen bei niederer Temperatur hält sich der Harn längere Zeit.

II. Die Bestimmung anorganischer Bestandteile des Harns.

1. Bestimmung des Gehaltes an Chloriden. (Annähernde Bestimmung des Kochsalzgehaltes im Harn[1].)

Vorbemerkung: Die direkte Titration mit $^1/_{10}$ n-Silbernitratlösung (Kaliumchromat-I.) ist hier nicht durchführbar, da andere im normalen Harn vorkommende Stoffe, besonders Purine, durch Silbernitrat gefällt werden. Ferner ist der Titrationsendpunkt infolge der anwesenden Harnfarbstoffe schlecht erkennbar. Bei der nachfolgenden Methode (K. O. LARSSON, Biochem. Ztschr. 49, 474 [1913]) werden die störenden Bestandteile durch Schütteln des Harnes mit Carbo medicinalis Merck beseitigt. Besitzt bei stark gefärbten Harnen das Filtrat nach der Behandlung mit Kohle eine schwach gelbe Färbung, so muß die Behandlung mit Kohle wiederholt werden.

Ausführung. 20 ccm Harn von schwach saurer Reaktion — bei einem höheren spezifischen Gewicht als 1,025 ist der Harn mit Wasser zu verdünnen — werden mit einem Teelöffel voll Carbo medicinalis Merck versetzt und stark geschüttelt. Nach mindestens 5 Minuten langem Stehenlassen wird durch ein trockenes Filter in ein trockenes Becherglas filtriert. 10 ccm des *farblosen*, wasserhellen Filtrats werden mit 3—4 Tropfen gesättigter Kaliumchromatlösung versetzt und mit $^1/_{10}$ n-Silbernitratlösung bis zur entstehenden schwachen, aber bleibenden Braunrotfärbung

---

[1] Die hier angegebene Methode genügt im allgemeinen den klinischen Anforderungen. Genauere Werte erhält man nach dem rhodanometrischen Verfahren von VOLHARD.

titriert. 1 ccm $^1/_{10}$ n-Silbernitratlösung entspricht 3,545 mg Cl oder 5,85 mg NaCl.

Die erhaltenen Werte werden gewöhnlich als NaCl angegeben.

2. Bestimmung des Sulfatschwefels und der Ätherschwefelsäuren. Die durch den Harn ausgeschiedenen Schwefelverbindungen entstammen den Eiweißstoffen.

Im Harn sind *drei* Gruppen schwefelhaltiger Verbindungen enthalten: 1. *Sulfationen* (Sulfatschwefelsäure, präformierte Schwefelsäure), 2. *Ätherschwefelsaure Salze* (Ätherschwefelsäuren, d. h. Schwefelsäureester, gepaarte Schwefelsäuren), 3. „*Neutraler*" *Schwefel* (organisch gebundener Schwefel aus Proteinsäuren, Cystin, Taurin). Unter normalen Bedingungen ist das Verhältnis Präformierte Schwefelsäure : Ätherschwefelsäure $= 10:1$.

Bei vermehrter Eiweißzersetzung im Organismus, sowie bei Vergiftungen durch Phenole, Kresole ist die Ausscheidung an Ätherschwefelsäure erhöht. Der „neutrale" Schwefel macht etwa 5% der gesamten Schwefelmenge aus. Unter *Gesamtschwefelsäure* versteht man die Summe von präformierter und gepaarter Schwefelsäure.

Bestimmung der Sulfatschwefelsäure im Harn. 25 ccm des filtrierten Harns (Mischharn!) werden in einem Becherglas tropfenweise mit 25%iger Salzsäure versetzt, bis Kongopapier deutlich blau gefärbt wird (etwa 1—2 ccm Salzsäure genügen). Dann läßt mann 100—150 ccm Benzidinlösung (s. u.) zufließen, schüttelt gut um und läßt das Gemisch einige Minuten stehen.

Hierauf wird der weiße, seidenglänzende, kristalline Niederschlag auf einem kleinen Filter gesammelt. Sobald die Lösung möglichst weit abfiltriert ist, wäscht man den im Becherglas und auf dem Filter befindlichen Niederschlag mehrmals mit je 10 ccm benzidingesättigtem Wasser aus, bis Kongopapier nicht mehr gebläut wird. Filter und Niederschlag werden nunmehr in das Becherglas zurückgebracht, und nach Zusatz von 20—30 ccm Wasser bis zum Kochen erhitzt. Nunmehr setzt man einige Tropfen Phenolphthaleinlösung hinzu und titriert mit $^1/_{10}$ n-Kalilauge unter Umrühren bis zur Rosafärbung. — 1 ccm $^1/_{10}$ n-Lauge entspricht 49 mg Schwefelsäure.

Die Benzidinlösung wird folgendermaßen bereitet: 4 g Benzidin werden mit etwa 10 ccm Wasser zu einem Brei verrieben, mit etwa 500 ccm Wasser in einen 2-Liter-Meßkolben gespült und 5 ccm 37%ige Salzsäure zugefügt. Man schüttelt um und füllt, sobald vollständige Lösung eingetreten ist, mit Wasser bis zur Marke auf. (150 ccm der Lösung genügen, um 0,1 g Schwefelsäure zu fällen.)

Bestimmung der Gesamtschwefelsäure. Zunächst werden die gepaarten Schwefelsäuren hydrolysiert. 25 ccm Harn (Mischharn!) werden in einem Erlenmeyerkolben (250 ccm) mit 20 ccm verdünnter Salzsäure (1:4) versetzt und 15—20 Minuten gekocht. Die weitere Bestimmung wird wie unter I angegeben, ausgeführt. Die Differenz zwischen der gefundenen Gesamtschwefelsäure und der Sulfatschwefelsäure ergibt die Menge der gepaarten Schwefelsäure.

III. Die Bestimmung normaler organischer Bestandteile des Harns.

Von den im Harn vorkommenden stickstoffhaltigen Verbindungen besteht der größte Teil aus Harnstoff. Der Gesamtstickstoff des Harns verteilt sich auf die einzelnen Verbindungen etwa folgendermaßen:

Tabelle 2.

Harnstoff	83 —88%
Ammoniak	2,5— 5%
Kreatinin	2,5— 4%
Harnsäure	1 — 2%
Andere Verbindungen	3 — 8%
(Hippursäure, Purinbasen)	

Innerhalb von 24 Stunden scheidet der gesunde erwachsene Mensch unter normalen Verhältnissen bei gemischter Kost etwa 10—16 g Stickstoff aus. Die Stickstoffausscheidung ist abhängig von der Höhe des Eiweißumsatzes im Organismus. Der Stickstoff des im Körper umgesetzten Eiweißes findet sich fast quantitativ im Harn in Form von Harnstoff.

Bestimmung des Gesamtstickstoffes.

Die Bestimmung des Gesamtstickstoffes im Harn erfolgt entweder titrimetrisch nach der Methode von KJELDAHL in der Ausführungsart nach BANG oder einfacher mit einer für klinische Zwecke hinreichenden Genauigkeit nach AUTENRIETH und TAEGE auf kolorimetrischem Wege mit NESSLERS Reagenz.

1. Titrimetrische Bestimmung: 2 ccm Mischharn (genau gemessen!) werden im KJELDAHL-Kolben (300 ccm) mit 10 ccm ammoniakfreier Schwefelsäure, einer Messerspitze voll Kupfersulfat sowie einem Teelöffel Kaliumsulfat versetzt. Man erhitzt darauf unter dem Abzuge auf dem Drahtnetz mit anfangs kleiner Flamme so lange vorsichtig, bis die zunächst braunschwarze Lösung rein hellgrün geworden ist. Von diesem Zeitpunkt wird das Erhitzen noch mindestens 30 Minuten fortgesetzt, um die Purinbasen völlig zu mineralisieren. Nach dem Abkühlen versetzt man den Kolbeninhalt vorsichtig mit 50 ccm Wasser und hierauf mit der Hälfte von etwa 70 ccm 30%iger ammoniakfreier Kalilauge (Meßzylinder). Der Inhalt reagiert jetzt noch sauer (schwach blaue Farbe der Lösung). Nunmehr läßt man auf Zimmertemperatur abkühlen, setzt den Rest der Kalilauge hinzu und destilliert das Ammoniak in 20 ccm vorgelegte $^1/_{10}$ n-Salzsäure. Die Destillation gilt als beendet, wenn sich im Aufschlußkolben festes Kaliumsulfat abscheidet (starkes Stoßen!). Im Destillat wird nun der Überschuß an Säure mit $^1/_{10}$ n-Kalilauge unter Verwendung von Methylrot als Indikator zurücktitriert. — 1 ccm $^1/_{10}$ n-Salzsäure = 1,4 mg Stickstoff.

Beispiel für die Berechnung:

Vorgelegt: . . . . 20,0 ccm $^1/_{10}$ n-Salzsäure
ccm $^1/_{10}$ n-Kalilauge zum Zurück-
titrieren: . . . . 8,5 ccm
Verbrauchte ccm $^1/_{10}$ n-Salzsäure . . 11,5 ccm

Da 1 ccm $^1/_{10}$ n-Salzsäure = 1,4 mg N_2, entsprechen 11,5 ccm 11,5 × 1,4 = 16,10 mg N_2. — 16,10 mg N_2 sind in 2 ccm Harn enthalten. Bei einer Harntagesmenge von 1800 ccm werden demnach ausgeschieden:

$$\frac{16{,}10 \times 1800 \times 1000}{2} = 14{,}49 \text{ g Gesamtstickstoff.}$$

2. Kolorimetrische Bestimmung: 1 ccm Harn (genau gemessen) werden nach Zugabe von 5 ccm konzentrierter Schwefelsäure (d = 1,84), 5 g Kaliumsulfat (MERCK u. a.) und 0,05 g Cerdioxyd als Katalysator[1] in einem KJELDAHL-Kolben von 50—100 ccm Inhalt bei aufgesetztem Trichter etwa 1 Stunde lang auf dem BABO-Trichter zum lebhaften Sieden erhitzt. Den erkalteten Inhalt spült man quantitativ mit ammoniakfreiem Wasser in einen 1000-ccm-Meßkolben, macht unter guter Kühlung mit 20%iger Natronlauge alkalisch[2] (Lackmuspapier) und füllt mit Wasser bis zur Marke auf. Nach kräftigem Umschütteln setzt man den gut verschlossenen Kolben etwa 1 Stunde zum Absetzen beiseite, pipettiert 25 ccm der absolut klaren Lösung in einen 100-ccm-Meßkolben und füllt mit Wasser bis zur Marke auf. Hierauf gibt

---

[1] Die Verwendung von 0,05 g Schnellreaktionsgemisch nach WIENIGER (Merck) wird empfohlen.

[2] Etwa 40 ccm einer 20%igen Natronlauge sind erforderlich.

man 2 ccm NESSLERS-Reagenz hinzu, schüttelt um und kolorimetriert im AUTENRIETH-Kolorimeter [1] unter Verwendung des Normal-Farbkeils „*Stickstoff im Blut und Harn*". Die dem bei Farbgleichheit abgelesenen Skalenteil entsprechende Stickstoffmenge entnimmt man nachstehender Tabelle:

Tabelle 3.

Skalenteil	mg N_2 in 102 ccm Farblösung	Skalenteil	mg N_2 in 102 ccm Farblösung	Skalenteil	mg N_2 in 102 ccm Farblösung	Skalenteil	mg N_2 in 102 ccm Farblösung
10	0,80	28	0,64	46	0,48	63	0,33
11	0,79	29	0,63	47	0,47	64	0,32
12	0,78	30	0,62	48	0,46	65	0,31
13	0,77	31	0,61	49	0,46	66	0,31
14	0,76	32	0,61			67	0,30
15	0,76	33	0,60	50	0,45	68	0,29
16	0,75	34	0,59	51	0,44	69	0,28
17	0,74	35	0,58	52	0,43	70	0,27
18	0,73	36	0,57	53	0,42	71	0,26
19	0,72	37	0,56	54	0,41	72	0,25
		38	0,55	55	0,40	73	0,24
20	0,71	39	0,54	56	0,39	74	0,24
21	0,70			57	0,39	75	0,23
22	0,69	40	0,54	58	0,38	76	0,22
23	0,69	41	0,53	59	0,37	77	0,21
24	0,68	42	0,52			78	0,20
25	0,67	43	0,51	60	0,36	79	0,19
26	0,66	44	0,50	61	0,35		
27	0,65	45	0,49	62	0,34	80	0,18

Durch Multiplikation des aus der Tabelle abgelesenen Wertes mit 40 erhält man die Stickstoffmenge in mg, die in 1 ccm Harn enthalten ist.

Sollte die Farblösung einen dunkleren Farbton aufweisen als der Vergleichskeil, so ist die Bestimmung in der Weise durchzuführen, daß an Stelle von 25 ccm nur 10 ccm der alkalischen Lösung (s. o.) in einen 100-ccm-Meßkolben pipettiert, mit Wasser auf 100 ccm aufgefüllt und mit 2 ccm NESSLERS-Reagenz versetzt werden. Zur Berechnung des Stickstoffgehaltes in 1 ccm Harn muß in diesem Falle der aus der Tabelle abgelesene Stickstoffwert mit 100 multipliziert werden.

---

[1] Die Handhabung des AUTENRIETH-Kolorimeters muß hier als bekannt vorausgesetzt werden. Über Einzelheiten unterrichtet die von HELLIGE, MORAT u. Co. G. m. b. H., Freiburg/Brsg. herausgegebene Broschüre: Quantitative klinische Analysen mit dem HELLIGE-Universal-Kolorimeter nach AUTENRIETH-KÖNIGSBERGER.

Bestimmung des Harnstoffs.

Für klinische Zwecke befriedigt zumeist nachstehend aufgeführte kolorimetrische Methode.

1. Kolorimetrische Methode. 5 ccm Harn verdünnt man mit Wasser auf 50 ccm (Meßkölbchen). 20 ccm der Verdünnung werden in einem 50-ccm-ERLENMEYER-Kolben nach Zugabe von 3—4 g Permutit 5 Miuten lang kräftig durchgeschüttelt. Man läßt eine halbe Minute absetzen, filtriert und pipettiert 1 ccm des Filtrates in einen 100-ccm-Meßkolben. Nachdem man 1 ccm Wasser und 2 Tropfen Acetatpufferlösung[1] zugegeben hat, versetzt man mit 1 Streifen *Ureasepapier*[2] und läßt unter häufigem Umschütteln 30 Minuten bei Raumtemperatur stehen. Hierauf wird mit Wasser bis zur Marke aufgefüllt und nach Zugabe von 2 ccm NESSLERS-Reagenz unter Verwendung des Normalfarbstoffkeils *„Stickstoff im Harn und Blut"* im AUTENRIETH-Kolorimeter kolorimetriert.

Für den bei Farbgleichheit an der Kolorimeterskala abgelesenen Teilstrich entnimmt man die mg Stickstoff aus der obigen unter Bestimmung des Gesamtstickstoffs im Harn angeführten Tabelle. Dieser Wert entspricht dem Harnstoffstickstoffgehalt für 0,1 ccm Harn. Zur Umrechnung auf Harnstoff ist der Stickstoffwert mit dem Faktor 2,143 zu multiplizieren. War die Versuchslösung stärker gefärbt als der Vergleichskeil, so sind 0,5 ccm Harnfiltrat zur Bestimmung zu verwenden. Die gefundenen Harnstoffwerte werden auf die Harntagesmenge umgerechnet.

2. Xanthydrolmethode. Wissenschaftlich exakte Werte liefert die nachstehend aufgeführte gravimetrische *Xanthydrolmethode* nach FOSSE, bei welcher der Harnstoff mit Xanthydrol zum schwerlöslichen Dixanthylharnstoff kondensiert wird:

$$O=C\begin{matrix}NH_2\\ \\NH_2\end{matrix} \quad + \quad \begin{matrix}HO\cdot CH\\ \\HO\cdot CH\end{matrix}\begin{matrix}C_6H_4\\ \diagup\diagdown\\C_6H_4\\ \diagdown\diagup\\C_6H_4\end{matrix}O \quad \rightarrow \quad O=C\begin{matrix}NH\cdot CH\\ \\NH\cdot CH\end{matrix}\begin{matrix}C_6H_4\\ \diagup\diagdown\\C_6H_4\\ \diagdown\diagup\\C_6H_4\end{matrix}O \quad + \quad 2\,H_2O$$

Harnstoff   Xanthydrol   Dixanthylharnstoff

118 g krist. Natriumacetat, 56,5 g Eisessig, Wasser ad 1000 ccm.

Zur Herstellung von *Ureasepapier* versetzt man 30 g Sojabohnenmehl in einem Kolben von 200 ccm Inhalt mit einer Mischung von 30 ccm 95%igem Alkohol und 70 ccm Wasser sowie 1 ccm Acetatpufferlösung (s. Anmerkung[1]). Nach 15 Minuten langem, kräftigem Schütteln wird der Ansatz in Zentrifugengläser überführt und 30 Minuten lang kräftig zentri-

Zur Bestimmung wird 10fach verdünnter Harn benutzt, von dem 10 ccm in einem Becherglas (100—150 ccm) mit 35 ccm Eisessig versetzt werden. Zu diesem Gemisch fügt man dann 5 ccm der methylalkoholischen Xanthydrollösung (10%ig) und zwar zu je 1 ccm in Abständen von 10 Minuten unter jedesmaligem Umschwenken. Eine Stunde nach dem letzten Zusatz der Xanthydrollösung wird der gebildete Niederschlag durch ein aschefreies Filter oder einen Patenttiegel filtriert, mehrfach mit Methylalkohol nachgewaschen, im Trockenschrank getrocknet und dann gewogen. Das Gewicht des Dixanthylharnstoffes multipliziert mit 142,83 gibt die in einem Liter Harn enthaltene Menge Harnstoff an.

Enthielt der Harn *Veronal* oder *Antipyrin* so werden zu hohe Werte erhalten, da die genannten Verbindungen schwerlösliche Xanthylderivate bilden. Man entfernt Veronal und Antipyrin durch einen Zusatz von 10% TANRETS-Reagenz zum Harn (TANRETS-Reagenz: 2,71 g Quecksilberchlorid, 7,2 g Kaliumjodid 66 ccm Eisessig, Wasser ad. 100 ccm). *Eiweiß*haltige Harne sind durch Aufkochen des Harns mit Azetatpufferlösung (s. S. 10) vom Eiweiß zu befreien.

Bestimmung der Harnsäure.

Die mit dem Harn ausgeschiedene Harnsäure kann *endogenen* und *exogenen* Ursprungs sein. Unter *endogener* Harnsäure wird dabei die Harnsäure verstanden, die durch vermehrten Zerfall besonders von *Nucleoproteiden* im Organismus selbst entstanden ist. Sie ist gewöhnlich bei allen Krankheiten, die mit stark erhöhtem Eiweißzerfall im Körper einhergehen (*Leukämie, Pneumonie*) vermehrt. Bei der *Gicht* beobachtet man nur während eines Anfalls und bei seinem Abklingen eine erhöhte Ausscheidung. Eine Verminderung der endogenen Harnsäure im Harn tritt bei *Niereninsuffiziens* und bei *Diabetes mellitus* ein.

Die *exogene* Harnsäure entsteht aus den Purinen der Nahrung. Ihre Ausscheiduni ist bei reichlicher Fleischkost (hoher Puringehalt!) erhöht. Die ausgeschiedenen Mengen können bis zu 1.4 g pro Tag betragen.

fugiert. (Es empfiehlt sich, die Zentrifugenröhrchen mit Zinn- oder Aluminiumfolie zu verschließen.) Hierauf tränkt man mit der überstehenden Flüssigkeit Filtrierpapier (SCHLEICHER-SCHÜLL, Nr. 597). Nach dem Trocknenlassen des Reagenzpapiers im Brutschrank über Nacht wird das Ureasepapier in 1 cm breite und 2,5 cm lange Streifen geschnitten, die man in einem braunen weiten Glasstopfengefäß aufbewahrt. Vor der Ureaselösung hat das Ureasepapier den Vorzug längerer Haltbarkeit. Bei geeigneter Aufbewahrung bleibt das Papier mindestens 6 Monate wirksam.

Der Nachweis, ob endogene Harnsäure vermehrt oder vermindert im Organismus gebildet wird, ist nur dann einwandfrei erbracht, wenn der Patient mindestens drei Tage mit einer purinfreien Kost ernährt wurde. Im allgemeinen gibt man der Harnsäurebestimmung im Blut vor der Bestimmung im Harn den Vorzug. Unter normalen Verhältnissen werden bei gemis hter Kost in der Harntagesmenge 0,4—1,0 g Harnsäure zur Ausscheidung gebracht, davon sind 0,3—0,4 g endogenen Ursprungs. Die Harnsäure gehört chemisch zu den Purinderivaten. Ihrer Konstitution als 2.6.8-Trioxypurin kann sie in zwei tautomeren Formen, der *Enol-(Lactim-)* und der *Keto-(Lactam-)form* auftreten.

$$\begin{array}{cc} \text{Enol-(Lactim-)form} & \text{Keto-(Lactam-)form} \end{array}$$

Harnsäure verhält sich wie eine zweibasische Säure. Ihre sekundären Salze sind infolge weitgehender hydrolytischer Dissoziation in wässriger Lösung nicht beständig. In Form des einfachsauren Natriumsalzes findet sich die Harnsäure im Blut. Auch im Harn tritt das *Mononatriumurat* $(C_5H_3N_4O_3)NaH$ auf, daneben findet sich noch Heminatriumurat, eine Molekülverbindung aus 1 Mol Harnsäure und 1 Mol Mononatriumurat. Aus Heminatriumurat besteht hauptsächlich das *Sedimentum lateritium* (Ziegelmehl ediment). Freie Harnsäure ist gewöhnlich im Harn nur in geringer Menge enthalten.

Die *Bestimmung* der Harnsäure erfolgt entweder auf titrimetrischem Wege nach der von HOPKINS-FOLIN angegebenen Methode in der Ausführungsart nach KOWARSKI oder mit Hilfe des AUTENRIETH-Kolorimeters nach AUTENRIETH und FUNK. Es ist Mischharn zu verwenden; die erhaltenen Ergebnisse werden auf die Harntagesmenge umgerechnet.

1. **Titrimetrische Bestimmung:** 8 ccm unfiltrierter Harn werden mit 2 ccm einer Lösung versetzt, die im Liter 500 g Ammoniumsulfat, 5 g Uranylacetat und 60 ccm 10%ige Essigsäure enthält. Man läßt stehen, bis der gebildete Niederschlag sich abgesetzt hat, filtriert, pipettiert 7,5 ccm des klaren Filtrates (= 6 ccm Harn) in ein Zentrifugenglas und versetzt mit 10—15 Tropfen

Ammoniakflüssigkeit (25% NH_3). Nach dem Stehenlassen über Nacht wird das ausgeschiedene Ammoniumurat scharf abzentrifugiert, die überstehende klare Flüssigkeit durch 6 ccm 10%ige Ammoniumsulfatlösung ersetzt und nochmals klar zentrifugiert. Die überstehende Flüssigkeit wird wiederum abgegossen. Nunmehr gibt man zum Zentrifugat 3 ccm Wasser sowie 1 ccm konzentrierte Schwefelsäure und titriert die heiße Lösung sofort mit $1/_{50}$ n-Kaliumpermanganatlösung bis zur 10 Sekunden bleibenden Rosafärbung.

Berechnung: Durch Multiplikation der verbrauchten Anzahl ccm $1/_{50}$ n-Kaliumpermanganatlösung mit 1,5 erhält man die Harnsäuremenge in mg, die in 6 ccm Harn enthalten ist. Der gefundene Wert ist auf die Harntagesmenge umzurechnen.

2. **Kolorimetrische Bestimmung:** 20 ccm Mischharn werden in einem Becherglas mit 5 ccm kalt gesättigter Ammonsulfatlösung (NONNE-APELT-Reagens) sowie 3 ccm 10%iger Ammoniakflüssigkeit unter Umrühren versetzt und über Nacht an einen kühlen Ort bedeckt beiseite gesetzt.

Das ausgeschiedene Ammoniumurat sammelt man auf einem kleinen glatten Filter (SCHLEICHER-SCHÜLL, 597) und wäscht Becherglas und Niederschlag 3—4mal mit einigen ccm der gesättigten Ammoniumsulfatlösung nach. Nunmehr wird der Trichter mit dem Niederschlag auf einen 100-ccm-Meßkolben gesetzt. Den Niederschlag löst man in heißer 0,5%iger Natronlauge, mit der man zuvor das Becherglas ausgespült hatte. Im allgemeinen sind zur Lösung des Ammoniumurates 10—15 ccm Lauge erforderlich. Nach dem Nachspülen des Filters mit Wasser bringt man die Flüssigkeit im Meßkolben durch weiteren Wasserzusatz auf 100 ccm.

5 ccm der gut durchgemischten Flüssigkeit (= 1 ccm Harn) werden in einen Meßkolben von 50 ccm Inhalt gegeben, mit 1 ccm Phosphorwolframsäure [1] sowie 15 ccm gesättigter Natriumcarbonatlösung versetzt und mit Wasser bis zur Marke aufgefüllt. Nach 10 Minuten wird die gut durchgeschüttelte Mischung kolorimetriert. Die dem Harnsäurekeil beigegebene Auswertungstabelle gibt direkt die mg Harsäure an, die in 1 ccm Harn enthalten sind.

[1] 100 g Natriumwolframat (Merck, p. a.) werden nach Zusatz von 80 ccm 85%iger Phosphorsäure (d = 1,70) und 750 ccm destilliertem Wasser 3—4 Stunden unter Rückfluß gekocht (Siedestein!). Sofern sich die Lösung hierbei dunkel gefärbt hat, setzt man tropfenweise Bromwasser bis zur auftretenden Gelbfärbung hinzu, verjagt das überschüssige Brom durch Kochen (Abzug!). Sobald die Lösung nahezu farblos erscheint, läßt man abkühlen und füllt mit Wasser auf 1000 ccm auf.

IV. Die Bestimmung pathologischer Bestandteile im Harn.

1. Eiweiß.

Eine Ausscheidung von Eiweiß im Harn wird als *Albuminurie* bezeichnet. Die wichtigsten bei Albuminurie auftretenden Eiweißkörper sind *Serumalbumin* und *Serumglobulin*, die dem Blutserum entstammen. Auch der normale Harn enthält Eiweiß, die Mengen sind indessen gering (0,022—0,078 g Eiweiß im Liter Harn). Die unter pathologischen Verhältnissen innerhalb von 24 Stunden ausgeschiedenen Eiweißmengen liegen zumeist zwischen 1—30 g. Der Harn enthält jedoch meist weniger als 0,5% gelöstes Eiweiß.

Vorbemerkung zur Untersuchung des Harns auf Eiweiß: Der Harn muß sauer reagieren (gegebenenfalls ist mit verdünnter Essigsäure anzusäuern). Jeder Harn, der auf Eiweiß geprüft werden soll, muß blank filtriert oder zentrifugiert werden. Bisweilen läßt sich weder durch Filtration noch durch Zentrifugieren eine völlige Klärung des Harns erzielen. Es handelt sich dann um Harn, dessen Trübung durch Bakterien verursacht ist. In diesem Falle ist es zweckmäßig, die Klärung durch Zusatz von wenig Kieselgur (keine Aktivkohle!) anzustreben. Für die Diagnose von Krankheiten ist die mikroskopische Analyse des Sediments unerläßlich (s. S. 35).

Qualitativer Nachweis.

1. Sulfosalicylsäurereaktion. 5 ccm schwach sauer reagierender Harn werden mit 6 Tropfen einer 20%igen Lösung von saurem Natriumsulfosalizylat versetzt. Es tritt bei Gegenwart von Eiweiß eine weiße Trübung oder ein Niederschlag auf. Die Empfindlichkeit liegt bei 0,015⁰/₀₀ Eiweiß.

Die Probe ist fast zu empfindlich. Fällt sie negativ aus, so erübrigt sich im allgemeinen die Anstellung weiterer Reaktionen.

2. Kochprobe nach BANG mit SÖRENSENscher Pufferlösung. *Ausführung*: 10 ccm Harn werden mit 1 ccm Azetatpufferlösung (118 g kristallisiertes Natriumazetat, 56,5 g Eisessig, Wasser ad 1000 ccm) eine halbe Minute zum Sieden erhitzt. Bei einem Gehalt von weniger als 0,1⁰/₀₀ Eiweiß wird zunächst eine opalisierende Trübung beobachtet, die bei erneutem Aufkochen koaguliert.

3. Hellersche Schichtprobe. Der Harn wird mit 25%iger Salpetersäure unterschichtet. Bei Gegenwart von Eiweiß tritt an der Trennungsschicht eine scharf begrenzte weiße Zone auf. Die

Empfindlichkeit der Reaktion beträgt 0,033⁰/₀₀ Eiweiß. Beobachtungszeit nach 2—3 Minuten.

Nachteile der HELLERschen Reaktion: Harnstoffreicher Harn (Morgenurin) kann positive Reaktion vortäuschen durch Ausscheidung von kristallinem, salpetersaurem Harnstoff. — Nach Einnahme von Balsamen scheiden sich Harzsäuren aus, die auf Zusatz von Äther wieder gelöst werden können. Ist viel Harnsäure zugegen, so entsteht oberhalb der Berührungszone ein verwaschener Ring (MÖRNERscher Ring). — Auch Thymol (Harnkonservierungsmittel!) täuscht Eiweiß vor (Entfernung durch Ausschütteln des Harns mit Petroläther).

Quantitative Bestimmung.

Vorbemerkung. Die nachstehend unter 1—3 angeführten Bestimmungen liefern nur angenäherte Werte. Von ihnen ist die unter 3 angeführte Methode wegen ihrer leichten und verhältnismäßig schnellen Ausführbarkeit und hinreichenden Zuverlässigkeit sowohl für klinische Zwecke, als auch für das Apothekenlaboratorium sehr zu empfehlen. Das Verfahren 3 erfordert allerdings einige Übung und Erfahrung. Wissenschaftlich exakte Ergebnisse erhält man nur nach der gravimetrischen Methode von SCHERER-BANG (4).

1. Bestimmung mit Hilfe der modifizierten Kochprobe. Ein Gemisch von 20 ccm Harn mit 2 ccm Azetatpufferlösung (s. S. 10) wird 3 Minuten in siedendem Wasserbade erhitzt. Nach zwölfstündigem Stehenlassen liest man die Höhe des Niederschlages ab. Die Menge des vorhandenen Eiweißes läßt sich aus folgender Tabelle ablesen.

Tabelle 4.

Ganze Harnsäule erstarrt		mehr als	20	⁰/₀₀ Eiweiß
¹/₂	,, ,,	etwa	10	⁰/₀₀ ,,
¹/₃	,, ,,	,,	5	⁰/₀₀ ,,
¹/₄	,, ,,	,,	2—3	⁰/₀₀ ,,
¹/₁₀	,, ,,	,,	1	⁰/₀₀ ,,
Reagenzglaskuppe angefüllt		,,	0,5⁰/₀₀	,,
Feine Trübung oder Fällung		weniger als	0,1⁰/₀₀	,,

Diese Bestimmung ist, wie KAISER und LICHTWITZ festgestellt haben, zuverlässiger als die von ESBACH angegebene, im Apothekenlaboratorium noch vielfach gebräuchliche Methode.

2. Bestimmung nach Esbach. *Prinzip*: Das Eiweiß wird durch Pikrinsäure gefällt, nach bestimmter Zeit wird im ESBACH-Röhrchen (Albuminimeter) die Schichthöhe des Niederschlages abgelesen.

Ausführung. Harn bis zur Marke U einfüllen, bis zur Marke R Esbach's Reagenz (DABVI) geben. Vorsichtig umschütteln (10—12mal), 24 Stunden stehen lassen. Hierauf Höhe des Bodensatzes ablesen.

Bemerkung zur Ausführung. Der Harn muß sauer reagieren, nötigenfalls ist mit Essigsäure anzusäuern. Die Dichte darf nicht höher sein als 0,018. Bei höherer Dichte ist mit einer gemessenen Menge Wasser zu verdünnen. Die Methode versagt, wenn mehr als $4^0/_{00}$ Eiweiß vorhanden sind, sowie bei Anwesenheit von *Uraten, Kaliumsalzen* und *Hexamethylentetramin,* die mit Esbach's Reagenz unter Niederschlagsbildung reagieren und dadurch höhere Werte vortäuschen.

Bei der Modifikation der Esbachschen Methode nach Aufrecht wird das mit Esbach's-Reagenz gefällte Eiweiß in einem besonders konstruierten Meßröhrchen abzentrifugiert und nach einigen Minuten die Höhe des Bodensatzes abgelesen. Auch hier sind die Ergebnisse wie bei der Methode nach Esbach ungenaue.

3. Methode nach Brandberg[1]. *Prinzip*: Die Methode gründet sich auf die Tatsache, daß die Schichtprobe nach Heller (s. S. 14) nach 2—3 Minuten gerade noch positiv ist, wenn der Harn $0,033^0/_{00}$ Eiweiß enthält.

Ausführung. Man verdünnt den Harn zunächst auf das 10fache mit Wasser und stellt mit der Verdünnung die Hellersche Schichtprobe an. Tritt nach 2—3 Minuten kein scharf begrenzter Ring auf, so enthielt der Harn weniger als $0,33^0/_{00}$ Eiweiß. In diesem Falle wählt man eine schwächere Verdünnung, bis nach der vorgeschriebenen Zeit von 3—3 Minuten gerade noch die Reaktion eintritt. Sofern beispielsweise bei 5facher Verdünnung die Ringbildung zu beobachten war, enthielt der Harn $5 \times 0,033 = 0,165^0/_{00}$ Eiweiß.

War bei der 10fachen Harnverdünnung die Hellersche Probe sofort positiv, so ist der Harn solange mit Wasser zu verdünnen (20fach, 30fach, 50fach, 100fach) bis bei einer bestimmten Verdünnung nach 2—3 Minuten das Auftreten des weißen Ringes eben noch wahrgenommen wird.

Die Eiweißmenge in $^0/_{00}$ errechnet sich durch Multiplikation der Verdünnungszahl mit dem Faktor 0,033.

Beispiel: Bei 40facher Verdünnung des ursprünglichen Harns war die Hellersche Probe nach 2—3 Minuten positiv. Der Eiweißgehalt beträgt dann $40 \times 0,033 = 1,32^0/_{00}$.

---

[1] Ursprünglich von Roberts-Stolnikoff.

4. Gravimetrisches Verfahren von Scherer-Bang. 50 ccm filtrierter und sauer reagierender Harn werden mit Wasser auf 100 ccm verdünnt. Nach Zugabe von 10 ccm Azetatpufferlösung (s. o.) wird die Mischung eine halbe Stunde im lebhaft siedenden Wasserbade erhitzt. Den entstandenen Niederschlag bringt man sofort auf ein bei 115⁰ konstant gemachtes Filter (Schwarzband 589 [1], Schleicher und Schüll). Nach gründlichem Waschen mit Wasser und Nachwaschen mit Alkohol und Äther wird etwa eine halbe Stunde lang bei 115⁰ getrocknet und gewogen. Filter + Inhalt werden darauf im Tiegel verbrannt; der Verbrennungsrückstand wird nach dem Erkaltenlassen im Exsikkator gewogen. Das Veraschen ist erforderlich, da der Eiweißniederschlag anorganische Salze einschließt. Zieht man das Aschegewicht von dem vorher ermittelten Eiweißgewicht ab, so erhält man die Eiweißmenge in 50 ccm Harn, die bei Vorliegen von Mischharn zweckmäßig auf die Harntagesmenge umgerechnet wird. Fehler: 0,01%.

Bemerkung. Für klinische Zwecke ist die Methode von Scherer-Bang zu umständlich.

2. Zuckerarten.

Die am häufigsten im Harn vorkommende Zuckerart ist die *d-Glukose* (Traubenzucker, Harnzucker), seltener werden *Milchzucker* (Laktose) und *Pentosen* (l-Arabinose) angetroffen. Von den beiden zuletzt genannten tritt Milchzucker öfters während der Gravidität und der Laktationsperiode auf; Pentosen wurden nach reichlichem Obstgenuß beobachtet.

Eine vorübergehende Ausscheidung von Traubenzucker, häufig bedingt durch übermäßigen Genuß von Kohlehydraten, bezeichnet man als *Glukosurie,* eine dauernde Ausscheidung von Glukose liegt bei der Zuckerharnruhr (*Diabetes mellitus*) vor.

Die Zuckerharnruhr ist eine typische Regulationsstörung. Nach neueren Untersuchungen wirkt nicht allein das Hormon des Pankreas, *Insulin,* auf den Kohlehydratstoffwechsel; es spielen außerdem die Hormone des Hypophysenvorderlappens, der Nebennierenrinde und des Nebennierenmarks eine Rolle.

Man unterscheidet gegenwärtig zwei Formen der Zuckerkrankheit: *Regulationsdiabetes* und *Pankreasdiabetes.* Der Regulationsdiabetes (hypophysärer Diabetes) zeigt eine relative Unempfindlichkeit gegenüber Insulin. Beim seltener auftretenden, durch Insulin steuerbaren Pankreasdiabetes wird die Ursache der Erkrankung auf eine Insuffizienz der Langerhansschen Inseln zurückgeführt. In schweren Fällen der Zuckerkrankheit werden innerhalb von 24 Stunden nicht selten 250 g und mehr Traubenzucker ausgeschieden. Die abgesonderte Harnmenge ist erhöht (Polyurie). Da die Zuckerausscheidung im Verlaufe des Tages schwankt (Morgenharn zuckerarm, Zuckerausscheidung nach reichlichen Mahlzeiten höher), ist zur quantitativen Zuckerbestimmung *Mischharn* zu verwenden.

Zum Nachweis von Glukose im Harn werden gewöhnlich Reaktionen herangezogen, die auf dem Reduktionsvermögen des Traubenzuckers beruhen. Diese Reduktionsproben haben indessen nur bei negativem Ausfall Beweiskraft. Das Auftreten einer positiven Reaktion besagt keineswegs, daß der Harn Glukose enthält, sondern zeigt lediglich die Anwesenheit reduzierender Stoffe an. Eindeutig ist der Nachweis des Traubenzuckers mit Phenylhydrazin in Verbindung mit einer Schmelzpunktbestimmung des abgeschiedenen Osazons. Auch die Gärprobe ist zu empfehlen, da sie die Fehlerquellen, die den Reduktionsproben anhaften, ausschaltet.

Der auf Zucker zu prüfende Harn muß bestimmte Voraussetzungen erfüllen, er muß 1. für die Gärprobe sauer reagieren (nötigenfalls ist mit Weinsäure anzusäuern) und frei sein von Konservierungsmitteln; 2. zum Nachweis nach den Kupfermethoden und zur Polarisation frei sein von Eiweiß.

Störende Bestandteile lassen sich auch folgendermaßen beseitigen: 18 ccm Harn werden nach Zusatz von 2 ccm 95%igem Alkohol mit einer Messerspitze voll Carbo medicinalis Merck geschüttelt und filtriert. Eiweiß entfernt man zweckmäßig durch Aufkochen mit Azetatpufferlösung. Chloroform ist durch Durchleiten eines Luftstromes zu beseitigen.

Qualitativer Nachweis von Glukose.

1. Probe nach BÖTTGER-ALMÉN-NYLANDER. *Vorbemerkung.* Die gewöhnlich als NYLANDERsche Reaktion bezeichnete Probe besitzt vor den in der Apothekenpraxis gebräuchlichen Kupfermethoden den Vorteil, daß *Kreatinin, Eiweiß* (bis zu 0,2%), *Hydrochinon* und *Homogentisinsäure* den Nachweis der Glukose nicht stören. Ein positiver Ausfall der Reaktion beweist indessen nicht die Anwesenheit von Glukose.

Ausführung: 5 ccm Harn werden mit 5 Tropfen NYLANDERS Reagenz mindestens drei Minuten zum Sieden erhitzt. Bei Gegenwart von Glukose tritt Schwarzfärbung auf. Die Empfindlichkeit dieser Reaktion liegt bei 0,1% Glukose. In der Ausführungsart nach K. FEIST und R. HOFMANN (Pharm. Ztg. 78,

312 [1933]) sollen sich noch geringere Mengen Traubenzucker nachweisen lassen.

2. Reduktionsmethode nach FEHLING. 3 ccm FEHLINGsche Lösung I werden mit 3 ccm FEHLINGscher Lösung II (s. D. A. B. VI) gemischt und zum Sieden erhitzt. Gleichzeitig erhitzt man 5 ccm Harn zum Sieden. Bei Gegenwart von Glukose scheiden die zusammengegossenen Flüssigkeiten rotes Kupferoxydul ab. Bei Anwesenheit geringer Mengen reduzierender Stoffe ist die Ausscheidung von Kupferoxydul schwer erkennbar. Man beobachte in diesem Falle die Lösung nicht in der Durchsicht, sondern in auffallendem Lichte. Außerdem empfiehlt es sich, die Mischung nicht zu lange zu kochen, da Selbstreduktion der FEHLINGschen Lösung eintreten kann.

3. BENEDIKTsche Probe. Der Vorteil dieser Methode gegenüber der FEHLINGschen Probe beruht einerseits in der Haltbarkeit des BENEDIKTschen Reagenzes, andererseits in der Möglichkeit einer rohen quantitativen Schätzung des Zuckergehaltes.

Ausführung: 5 ccm BENEDIKTS Reagenz werden mit 8 Tropfen (Augenpipette!) Harn 1—2 Minuten (Uhr!) lang stark gekocht. Falls Glukose zugegen, tritt eine

grüne Verfärbung: etwa 0,1% Glukose,
hellgrüne „   „   0,1—0,5% Glukose,
gelbe   „   „   0,5—2% Glukose,
rote   „   mehr als 2% Glukose ein.

Bemerkung zur Beurteilung des Ergebnisses: Die aufgetretene Reaktion ist sofort nach dem Kochen zu beobachten, bevor sich das Kupferoxydul abgesetzt hat; nötigenfalls ist kräftig umzuschütteln.

Darstellung der BENEDIKTschen Lösung: 17,3 g kristallisiertes Kupfersulfat werden in 150 ccm Wasser gelöst; die Lösung mischt man mit einer Lösung von 100 g getrocknetem Natriumcarbonat (DAB VI) und 173 g dreibasischem Natriumcitrat in 700—800 ccm Wasser und füllt mit Wasser auf 1000 ccm auf.

4. Phenylhydrazinmethode nach E. FISCHER in der Modifikation von ESCHBAUM. 5 Tropfen Phenylhydrazin, 20 Tropfen Eisessig und 3 ccm Harn werden genau 1 Minute zum Sieden erhitzt. Sodann gibt man 22 Tropfen 15%ige Natronlauge hinzu, kocht nochmals auf und läßt erkalten. Bei Gegenwart von Glukose kristallisiert das gelbgefärbte *β-Phenylglukosazon* allmählich aus.

Da auch andere Zuckerarten *Osazone* liefern, empfiehlt es sich, den Niederschlag zur weiteren Charakterisierung aus Alkohol umzulösen und den Schmelzpunkt der so gereinigten Kristalle zu bestimmen.

Tabelle 5. Schmelzpunkte der Osazone (bei schnellem Erhitzen!).

Osazon der Glukose . . . . . 204—205⁰
„   „   Lactose 197⁰
„   „   d-Arabinose 166⁰
„   „   Glukuronsäure . . . 114—115⁰
„   „   Maltose 206⁰

5. Gärprobe. Ein erbsengroßes Stück frische Bäckerhefe wird mit dem auf Glukose zu prüfenden Harn (saure Reaktion!) im Mörser verrieben und in ein EINHORN-Röhrchen oder in ein Reagenzglas gebracht, das, wie nebenstehende Abb. 1 zeigt, durch einen Kork, der ein U-förmig gebogenes Glasrohr trägt, verschlossen ist. Das Reagenzglas muß vollständig mit Harn gefüllt sein; in der Kuppe dürfen sich keine Luftblasen befinden. Man läßt darauf etwa 12—24 Stunden, zweckmäßig an einem warmen Ort, stehen. Bei Gegenwart von Glukose sammelt sich in a Kohlendioxyd an.

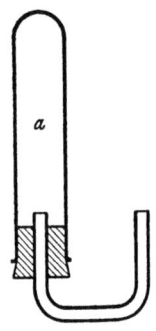

Abb. 1. Vorrichtung für die Gärprobe.

Gleichzeitig ist ein Blindversuch mit Hefe und weinsäurehaltigem Wasser anzustellen, um die Reinheit der Preßhefe, die bisweilen Eigengärung zeigt, zu kontrollieren [1].

Quantitative Bestimmung von Glukose.

Für die quantitative Bestimmung der Glukose sind zahlreiche Verfahren vorgeschlagen worden, von denen die wichtigsten nachstehend beschrieben werden.

1. Methode nach LOHNSTEIN. In der Apothekenpraxis arbeitet man häufig mit dem *Gärungssaccharimeter* nach LOHNSTEIN. Nach dieser Methode wird der Druck des bei der Vergärung der Glukose entstehenden Kohlendioxyds mit Hilfe von Quecksilber als Sperrflüssigkeit gemessen und an einer auf %-Glukose geeichten Skala abgelesen.

Für die Durchführung der Bestimmung ist folgendes zu beachten: Harne, die nicht sauer reagieren, sind mit Weinsäure anzusäuern. Die Reaktion muß auch nach der Gärung noch sauer sein. Um richtige Werte zu erhalten, läßt man 6 Stunden bei 36⁰ oder 24 Stunden bei Zimmertemperatur stehen. Der Harn darf kein Konservierungsmittel enthalten. Die Temperaturen müssen vor und nach der Gärung gleich sein. Die Gebrauchs-

---

[1] Nach eigenen Erfahrungen zeigt die käufliche Hefe keine Eigengärung.

anweisung ist genau zu beachten. Es empfiehlt sich, nur Präzisionsgärungssaccharimeter mit der eingeätzten Kontrollnummer W. Z. N. 73 015 zu verwenden.

2. Polarimetrische Bestimmung. Spez. Drehung des Traubenzuckers $[\alpha]_D^{20} = +52{,}74^0$. Für die Ausführung ist zu beachten: Der Harn muß eiweißfrei und völlig klar sein. Zweckmäßig ist eine Behandlung mit Bleiazetat (eine Messerspitze auf je 20 ccm Harn), Bleiessig oder mit einem Gemisch gleicher Teile Bleiazetat und Talkum [1]. Der Bleiessigzusatz ist bei der Berechnung der Zuckermenge zu berücksichtigen. Prontosilhaltige Harne sind mit Tierkohle zu entfärben.

Bei einer Länge des Polarisationsrohres von 189,4 mm entspricht bei unverdünnten Harnen der Ablenkungswinkel dem %-Gehalt des Harnes an Zucker.

3. Titration mit FEHLINGscher Lösung nach RUPP[2]. *Vorbemerkung:* Die zur Titration gelangende Zuckermenge soll 0,08 bis 0,09 g nicht übersteigen. Harne, welche mehr als 0,75% Zucker enthalten, sind entsprechend zu verdünnen. Für die Verdünnung gilt folgende Regel:

Bei einem spezifischen Gewicht unter 1,023 werden 50 ccm Harn mit Wasser ad 100 ccm verdünnt (1 = 2); bei spezifischem Gewicht 1,023—1,033 werden 25 ccm Harn mit Wasser ad 100 verdünnt (1 = 4); bei spezifischem Gewicht über 1,033 verdünne man 10 ccm Harn mit Wasser ad 100 (1 = 10). Unverdünnter Harn wird nur dann verwendet, wenn die qualitative FEHLING-Probe sehr schwach positiv ausgefallen war.

Ausführung: 10 ccm FEHLING I (Pipette!), 10 ccm FEHLING II (Meßzylinder), 20 ccm Wasser (Meßzylinder) und 10 ccm Harnlösung (Pipette!) werden in einem ERLENMEYER-Kolben (150 bis 200 ccm) gemischt, auf dem Drahtnetz rasch erhitzt und von beginnendem Kochen an genau *zwei* Minuten in gelindem Sieden erhalten. Hiernach wird, ohne umzuschwenken, unter der Wasserleitung rasch auf Zimmertemperatur abgekühlt. Dann versetzt man in flotter Aufeinanderfolge und nach jedem Zusatz einmal umschwenkend mit 0,2 g Kaliumjodid, 20 ccm 12,5%iger Salzsäure, 20 ccm 10%iger Kaliumrhodanidlösung und titriert nun unter Zusatz von etwa 5 ccm Stärkelösung mit $^1/_{10}$ n-Natriumthiosulfatlösung auf etwa drei Minuten standhaltende Entbläuung.

---

[1] Privatmitteilung von Ob.-Apoth. Dr. STEINBRÜCK. Charité Berlin.
[2] RUPP, Trinkwasser- und Harnanalyse, 4. u. 5. Aufl., 1925. Verlag der „Süddeutschen Apoth. Ztg.", Stuttgart. Die Methode geht auf G. BRUNS (Z. anal. Chem. **59**, 337 [1920]) zurück.

Werden weniger als 1 ccm $^1/_{10}$ n-Natriumthiosulfatlösung verbraucht, so war die Harnlösung zu stark bereitet; in diesem Falle ist der Versuch mit 5 ccm der Harnlösung und 25 ccm Verdünnungswasser zu wiederholen. Werden mehr als 25 ccm $^1/_{10}$ n-Natriumthiosulfatlösung verbraucht, so war die Harnlösung zu schwach. In diesem Falle ist Wiederholung des Versuches mit 25 ccm der Lösung und 5 ccm Verdünnungswasser oder mit 10 ccm einer stärkeren Harnlösung angezeigt. Das Gesamtvolumen des Ansatzes muß immer 50 ccm betragen!

Titerstellung der FEHLINGschen Lösung: Je 10 ccm FEHLING I, FEHLING II und 30 ccm Wasser werden genau wie oben zwei Minuten lang gekocht, weiter behandelt und austitriert.

Berechnung. Beispiel: Blindversuch verbraucht 27,6 ccm $^1/_{10}$n-Natriumthiosulfatlösung, Hauptversuch verbraucht 18,7 ccm $^1/_{10}$n-Natriumthiosulfatlösung, demnach durch Zucker eine Menge an FEHLINGscher Lösung verbraucht, die 27,6—18,7 ccm $^1/_{10}$ n-Natriumthiosulfatlösung = 8,9 ccm $^1/_{10}$ n-Natriumthiosulfatlösung entspricht. Da 1 ccm $^1/_{10}$ n-Natriumthiosulfatlösung 3,3 mg Traubenzucker entspricht, enthielt die titrierte Harnmenge 8,9 × 3,3 = 29,37 mg Glukose. Unter Berücksichtigung des entsprechenden Verdünnungsgrades ergibt sich der Gehalt des Harnes an Glukose in Prozenten.

Der *Reaktionsverlauf* bei der Titration ist nach G. BRUNS (Z. anal. Chem. 59, 337 [1920]) folgender:

Bei genügend schnellem Arbeiten verläuft nachstehende Umsetzung quantitativ:

$$2\,CuSO_4 + 2\,KSCN + 2\,Na_2S_2O_3 = Cu_2(SCN)_2 + K_2SO_4 + Na_2SO_4 + Na_2S_4O_6.$$

Kaliumjodid und Stärkelösung dienen bei der Titration als Indikator; solange Cu·· im Überschuß ist, tritt folgende Reaktion ein:

$$2\,CuSO_4 + 4\,KJ = Cu_2J_2 + 2\,K_2SO_4 + J_2$$
$$Cu_2J_2 + 2\,KSCN = Cu_2(SCN)_2 + 2\,KJ.$$

1 Atom Cu entspricht 1 Mol. Natriumthiosulfat.

An Stelle der Titrationsmethode nach RUPP kann man sich für Schnellbestimmungen des vom *Sächsischen Serum-Werk* Dresden in den Handel gebrachten *Glykurator* bedienen. Näheres über die Ausführung der Bestimmung, die klinischen Zwecken durchaus genügt, ist aus der dem Glykurator beigegebenen Gebrauchsanweisung zu ersehen.

Qualitativer Nachweis von Pentosen.

Bialsche Probe. 5 ccm BIALs Reagenz (Salzsäure, 30%ig, 500 g, Orcin 1 g, Eisenchloridlösung DAB VI, 20 Tropfen) werden zum Sieden erhitzt. Zur siedend heißen Lösung gibt man 5 Tropfen Harn (nicht mehr!). Sind Pentosen zugegen, so tritt eine dunkelgrüne Färbung, bei größeren Mengen ein grünblauer Niederschlag auf. Der Farbstoff läßt sich mit Amylalkohol ausschütteln.
Bei dieser Ausführung stört vorhandene Glukuronsäure nicht.

3. Azetonkörper.

Zu den Azetonkörpern gehören *Azeton* und dessen Vorstufen, *Azetessigsäure* und *β-Oxybuttersäure*. Sie sind intermediäre Stoffwechselprodukte der Fettverbrennung und kommen im vorgeschrittenen Stadium der Zuckerharnruhr im Harn vor. Wie neuere Untersuchungen ergeben haben, sind Azeton und Azetessigsäure bei Diabetes mellitus immer gleichzeitig anzutreffen.

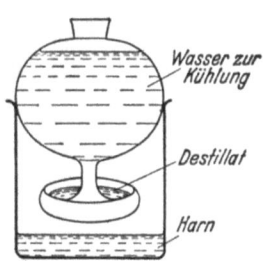
Abb. 2. Harndestillation

Zum Nachweis von Azeton empfiehlt es sich, zuvor den Harn zu destillieren. Vorhandene Azetessigsäure zerfällt hierbei in Azeton und Kohlendioxyd. Eine einfache Destillationsvorrichtung zeigt Abb. 2.

Auf das mit dem auf Azeton zu prüfenden Harn beschickte Becherglas (400 ccm) setzt man den mit kaltem Wasser gefüllten Kühlkörper auf und erwärmt das Becherglas auf dem Wasserbade. Das sich in der napfförmigen Vertiefung ansammelnde Destillat wird mittels einer Pipette entnommen.

Qualitativer Nachweis von Azeton.

1. **LEGALsche Probe, modifiziert von ROTHERA.** Zu 3 ccm Harn gibt man 2 g festes Ammoniumchlorid sowie 0,5 ccm frisch bereitete konzentrierte Nitropru ssidnatriumlösung. Das Gemisch wird sodann mit Ammoniakflüssigkeit überschichtet. Bei Gegenwart von Azeton (Azetessigsäure) tritt an der Berührungsfläche ein rötlich-violetter Ring auf.

Bemerkung: Prontosilhaltige Harne stören den Nachweis der Azetonkörper nach der Nitroprussidnatriumprobe. Das Prontosil läßt sich durch Schütteln des Harns mit Tierkohle entfernen.

2. Jodoformprobe. Ausführung nach FISCHER-HORKHEIMER: 3 ccm Harn werden mit 1,5 ccm Natronlauge versetzt. Von dem entstandenen Phosphatniederschlag wird abfiltriert. Nach Mischen des Filtrates mit dem gleichen Volumen $^1/_{10}$n-Jodlösung läßt man $^1/_2$—$^3/_4$ Minuten stehen. Während nach dieser Zeit im normalen Harn höchstens eine schwache Opaleszens entsteht, bewirkt ein Acetongehalt von nur $0,05^0/_{00}$ bereits eine deutliche Trübung (Gruch nach Jodoform). Bei größerem Azetongehalt wird die Lösung sofort ganz undurchsichtig. Azetessigsäure reagiert ebenfalls unter Bildung von Jodoform.

3. Reaktion nach FROMMER-EMILEWICZ. 5—10 ccm Harn versetzt man mit 1 g festem Natriumhydroxyd und gibt sogleich, ohne die Auflösung des Alkalis abzuwarten, einige Tropfen Salicylaldehyd zu dem Gemisch. Nach dem Erwärmen im Wasserbade auf etwa 70° (nicht umschütteln!) tritt bei Gegenwart von Azeton an der Berührungszone eine purpurrote bis burgunderrote Färbung, die durch Disalicylalazeton bedingt ist, auf.

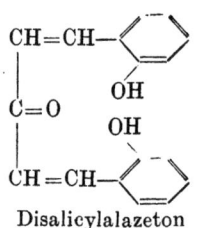
Disalicylalazeton

Die Reaktion ist außerordentlich empfindlich, es sind noch 0,001% Azeton nachweisbar.

4. Nachweis mit p-Nitrophenylhydrazin (GRIEBEL und WEISS). Mikrobechermethode nach KAISER und WETZEL.

Vorbemerkung. Azeton bildet mit p-Nitrophenylhydrazin eine kristallisierte, in Wasser sehr schwer lösliche Verbindung, das Aceton-p-nitrophenylhydrazon. Die Empfindlichkeit der Reaktion liegt bei etwa 0,005% Azeton. Der im Harn sehr selten vorkommende Azetaldehyd bildet ähnliche Kristalle. Eine Unterscheidung ist bei Verwendung von *m-Nitrophenylhydrazin* möglich (Süddeutsche Apotheker-Ztg. **70**, 108 [1930]).

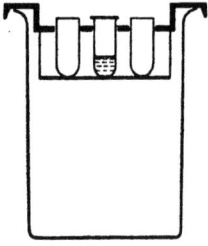
Abb. 3. Mikrobecher-Apparatur nach KAISER.

Ausführung: 2 ccm neutral reagierender Harn werden in einen Mikrobecher (25 mm hoch, 15 mm weit, oben plan geschliffen) mit einem Objektträger, auf dessen Unterseite sich inmitten eines mit Vaseline gezogenen Ringes ein Tropfen des Reagenzes (s. u.) befindet, bedeckt und in der Mikrobecherapparatur (Abb. 3) auf 40° erhitzt. Ist Azeton vorhanden, so erscheinen je nach der Konzentration nach einer Minute oder nach längerer Zeit feine gelbe Nadeln auf dem Objektträger. Sind 0,01% Azeton zugegen, so er-

scheinen die Kristalle erst nach einiger Zeit (etwa 10—15 Minuten).
Darstellung der p-Nitrophenylhydrazinlösung: Das Reagenz muß frisch bereitet werden. Man verwendet eine bei Zimmertemperatur gesättigte Lösung von p-Nitrophenylhydrazin in 15%iger Essigsäure.

Quantitative Bestimmung von Azeton.

Die nachfolgend beschriebene Bestimmungsmethode des Azetons nach MESSINGER-HUPPERT in der Modifikation von EMBDEN-SCHMITZ erfaßt sowohl das präformierte Azeton, als auch das durch Zersetzung von Azetessigsäure entstehende. Die Methode liefert das *Gesamt*azeton.

Ausführung: 20 ccm Harn werden in einem Kolben mit 150 ccm Wasser verdünnt und mit 2 ccm 50%iger Essigsäure angesäuert. Enthält der Harn geringe Mengen von Azetonkörpern, so ist von einer größeren Menge Harn auszugehen. Nunmehr destilliert man unter sehr guter Kühlung, bis etwa 60 ccm Destillat übergegangen sind. Als Vorlage verwendet man einen 500 ccm ERLENMEYER-Kolben, der 150 ccm kaltes Wasser enthält. Nach beendeter Destillation macht man mit 30 ccm 33%iger Natronlauge alkalisch und läßt aus einer Bürette 20—30 ccm $^1/_{10}$ n-Jodlösung zufließen. Nach 5 Minuten langem Stehenlassen wird die Flüssigkeit mit 25%iger Salzsäure angesäuert und das ausgeschiedene Jod mit $^1/_{10}$ n-Natriumthiosulfatlösung titriert (Stärke-I). — 1 ccm $^1/_{10}$ n-Jodlösung = 0,967 mg Azeton.

Nachweis von Azetessigsäure.

Vorbemerkung für den Nachweis. Zur Prüfung auf Azetessigsäure muß möglichst frischer Harn verwendet werden, da die Azetessigsäure sehr leicht in Azeton und Kohlendioxyd zerfällt. Im Harn ist die Säure fast nur in Form des Ammoniumsalzes vorhanden.

1. **GERHARDTsche Probe.** Etwa 5 ccm Harn werden tropfenweise mit 10%iger Eisenchloridlösung versetzt. Nach dem Abfiltrieren von dem aus Ferriphosphat bestehenden Niederschlag zeigt das Filtrat bei Gegenwart von Azetessigsäure eine burgunderrote oder violette Färbung.

Die Probe ist nicht eindeutig, da andere im Harn nach Einnahme von Arzneimitteln vorkommende Verbindungen durch positive Reaktion Azetessigsäure vortäuschen können. Zu diesen Stoffen gehören: Salizylsäurepräparate, Antipyrin und Phenazetin.

2. **Probe von ARNOLD modifiziert von LIPLIAWSKY.** Erforderliche Lösungen: I. p-Amino-azetophenon 1,0, Salzsäure (38%ig) 2 ccm, Wasser ad 100 ccm. — II. 1%ige Lösung von Kaliumnitrit in Wasser.

Ausführung: 3 ccm Lösung I und 1 ccm Lösung II werden mit 9 ccm Harn versetzt und nach Zugabe von 1 Tropfen konz. Ammoniakflüssigkeit kräftig durchgeschüttelt. Zu 2 ccm dieser ziegelrot gefärbten Mischung werden 15 ccm Salzsäure (25%ig), 3 ccm Chloroform und 3 Tropfen Eisenchloridlösung gegeben und das Ganze etwa eine halbe Minute lang vorsichtig umgeschwenkt. Bei Gegenwart von Azetessigsäure färbt sich das Chloroform rotviolett. Die Methode ist spezifisch für Azetessigsäure und sehr empfindlich.

3. **Reaktion nach PECHMANN und DUISBERG, Methylumbelliferonprobe.**

Vorbemerkung. Azetessigsäure kondensiert sich mit Resorzin zu dem schön azurblau fluoreszierenden β-Methylumbelliferon: Azeton und β-Oxybuttersäure stören den Nachweis der Azetessigsäure nach dieser Methode nicht. Der positive Ausfall ist beweisend für das Vorhandensein von Azetessigsäure.

β-Methylumbelliferon.

Ausführung. 0,2 g Resorzin werden in 5 ccm Harn aufgelöst. Nach erfolgter Lösung unterschichtet man mit 2 ccm konzentrierter Schwefelsäure, mischt nach 2 Minuten vorsichtig durch, gießt die Mischung nach dem Abkühlen in 200 ccm Wasser und macht mit Ammoniak alkalisch. Es tritt bei Gegenwart von Azetessigsäure eine blaue Fluoreszens auf.

Sind sehr geringe Mengen von Azetessigsäure vorhanden, empfiehlt sich die folgende *Ausführung* der Reaktion: 50 ccm Harn, der mit wenigen Tropfen verdünnter Salzsäure angesäuert ist, werden im Scheidetrichter mit 3—4 ccm Chloroform 2—3 mal ausgeschüttelt. Nachdem man die vereinigten Chloroformausschüttelungen sofort mit 0,1 g Resorzin und 3—4 ccm 38%iger Salzsäure unter kräftigem Schütteln gemischt hat, verdampft man auf dem Wasserbade, bis der Chloroformgeruch verschwunden ist. Der Rückstand wird im Reagenzglas mehrere Minuten zum Sieden erhitzt und nach dem Erkalten (Wasserleitung) mit Wasser unter Zusatz von Ammoniak bis zur schwach alkalischen Reaktion versetzt. Bei Gegenwart von Azetessigsäure tritt schon bei Anwesenheit von Spuren eine blaue Fluoreszenz auf. Im Tageslicht lassen sich noch 0,1 mg Azetessigsäure in 100 ccm Harn nachweisen, mit Hilfe der Analysenquarzlampe können noch 0,0001 mg Azetessigsäure in 100 ccm Harn erfaßt werden.

β-Oxybuttersäure.

Das Vorliegen von *β-Oxybuttersäure* ist wahrscheinlich, wenn der durch Hefe vergorene Harn linksdrehend ist. Für den Nachweis der Säure fehlen für das klinische Laboratorium einfache, geeignete Methoden.

4. Harnindikan.

Unter *Harnindikan* wird vorwiegend das Kaliumsalz der Indoxyl-Schwefelsäure verstanden.

Harnindikan findet sich auch im normalen Harn. Die innerhalb von 24 Stunden bei gemischter Kost ausgeschiedenen Mengen liegen zwischen 4 und 20 mg Harnindikan. Vermehrtes Auftreten (bis zu 240 mg pro die) deutet auf stärkere Eiweißfäulnis im Organismus hin. Neben Harnindikan wird häufig Azeton angetroffen. Von diagnostischer Bedeutung ist das Verhältnis der ausgeschiedenen Menge Harnindikan zur ausgeschiedenen Menge Harnstoff. In normalen Fällen ist das Verhältnis

Harnindikan : Harnstoff = 1 : 1500—2000.

Unter pathologischen Bedingungen verschiebt sich das Verhältnis im Sinne nachstehender Proportion:

Harnindikan : Harnstoff = 1 : 100.

Ob eine vermehrte Indikanausscheidung vorliegt, läßt sich roh feststellen, wenn man die Intensität der Indikanreaktion mit dem spez. Gew. des Harns vergleicht. Ist die Reaktion auf Indikan bei einem spezifischen Gewicht des Harnes von 1,040 intensiv, so liegt mit großer Wahrscheinlichkeit keine pathologische Indikanurie vor. Eine schwach positive Reaktion bei einem Harn vom spezifischen Gewicht 1,010 läßt auf vermehrte Indikanausscheidung schließen.

Nachweis des Indikans.

Der Nachweis des Harnindikans erfolgt zweckmäßig nach der von OBERMAYER angegebenen Methode (vgl. unter 2), bei der störende Bestandteile (Jodide) ausgeschaltet werden. Im Gegensatz zu dem von JAFFE angegebenen Verfahren (s. unter 1) ruft ein Überschuß des Oxydationsmittels keine Störungen hervor.

1. **Nachweis nach JAFFÉ.** 10 ccm eiweißfreier Harn werden nach Zusatz von 10 ccm 38%iger Salzsäure und 2—3 ccm Chloroform tropfenweise mit kaltgesättigter Chlorkalk- (oder Chloramin-) Lösung (1—2 Tropfen) versetzt. Beim Umschütteln färbt sich das Chloroform, wenn Indikan vermehrt zugegen ist, indigoblau. Es ist darauf zu achten, daß das Oxydationsmittel nicht im Überschuß angewendet wird (Isatinbildung!). Bei Gegenwart von Jodiden tritt Rosafärbung des Chloroforms auf Durch Zusatz von Natriumthiosulfatlösung läßt sich diese Störung beseitigen.

2. **Nachweis nach OBERMAYER.** 10 ccm einer filtrierten Mischung von 25 ccm Harn mit 2,5 ccm 10%iger Bleiazetatlösung werden mit 10 ccm frisch bereiteter Eisenchlorid-Salzsäure (25%ige Salzsäure, 0,2—0.4% Eisenchlorid enthaltend) und mit 3 ccm Chloroform versetzt. Ist Indikan zugegen, so färbt sich das Chloroform beim Umschütteln blau. Jodide stören die Reaktion nicht (Ausfällung als Bleijodid).

5. Gallenfarbstoffe und Gallensäuren.

Zu den Gallenfarbstoffen gehören das goldgelbgefärbte *Bilirubin* und sein Oxydationsprodukt *Biliverdin*, das dunkelgrün gefärbt ist. Frischer ikterischer Harn enthält nur Bilirubin; erst beim Stehenlassen oxydiert sich dieser Farbstoff zum Biliverdin. Im normalen Harn sind Gallenfarbstoffe nicht vorhanden. Die Nachweismethoden der Gallenfarbstoffe beruhen auf einer Oxydation des Bilirubins zum Biliverdin, das an seiner grünen Farbe erkannt wird.

Gallenfarbstoffharn ist safrangelb bis bierbraun gefärbt, häufig undurchsichtig; beim Schütteln gibt er einen dauerhaften gelbgrün gefärbten Schaum.

Gallensäuren (Glykocholsäure und Taurocholsäure) treten nicht immer beim Ikterus auf. Mitunter sind sie auch ohne Gallenpigmente im Harn anzutreffen.

Nachweis von Gallenfarbstoffen.

1. **Nachweis nach GMELIN.** 10 ccm Harn werden im Reagenzglas vorsichtig auf rohe Salpetersäure geschichtet. Tritt an der Berührungszone ein grüner Ring auf, so ist Gallenfarbstoff zugegen.

Bemerkung: Nur das Auftreten eines grünen Ringes ist für Gallenfarbstoffe beweisend. Anders gefärbte Ringe (blau, violett, gelb) bleiben unberücksichtigt.

2. **Tupfreaktion nach ROSENBACH.** Verbesserung der GMELIN-

schen Probe. *Ausführung*: Man filtriert eine größere Menge (50 ccm) des auf Gallenfarbstoff zu prüfenden Harns durch ein Papierfilter. Die Fasern des Filtrierpapiers halten den Farbstoff durch Adsorption fest. Betupft man das auf einer weißen Unterlage ausgebreitete Filter mit einem Tropfen roher Salpetersäure, so bilden sich um die Tupfstelle Farbringe, von denen der äußerste bei Gegenwart von Gallenfarbstoff grün gefärbt ist.

3. Reaktion nach MUNK. 10 ccm Harn versetzt man mit 33,3%iger Natriumkarbonatlösung bis zur alkalischen Reaktion und fügt der alkalischen Flüssigkeit solange 10%ige Kalziumchloridlösung hinzu, bis die entstehende gelbe Fällung sich nicht mehr vermehrt. Der auf einem Filter gesammelte Niederschlag wird mit kaltem Wasser gut ausgewaschen und in heißer alkoholischer Salzsäure (5 ccm Salzsäure [25%ig], und 95 ccm Alkohol) gelöst. Die alkoholische Lösung färbt sich bei Gegenwart von Bilirubin grün. Der Farbstoff läßt sich aus dieser Lösung nach dem Verdünnen mit Wasser durch Chloroform ausschütteln. Empfindlichkeitsgrenze: 0,00002 g Gallenfarbstoff in 10 ccm Harn.

Nachweis von Gallensäuren.

1. Schwefelblumenprobe. Die Probe beruht auf der Erniedrigung der Oberflächenspannung des Harnes durch die stark oberflächenaktiven Gallensäuren.

Ausführung. Streut man auf Harn, welcher sich in einem Spitzglas befindet, vorsichtig getrocknete Schwefelblumen, so schwimmen diese bei normalem Harn auf der Oberfläche, bei Gegenwart von Gallensäuren sinkt der Schwefel alsbald unter.

2. Reaktion nach BANG. Einige Tropfen Harn werden im Reagenzglas mit 1 Tropfen einer 1%igen Rohrzuckerlösung und 2 ccm konzentrierter Salzsäure versetzt. Man erwärmt bis zum Sieden und kocht die Flüssigkeit eine halbe Minute. Je nach Menge der vorhandenen Gallensäuren tritt schneller oder langsamer eine rotviolette Färbung auf. Die Färbung bleibt auch nach dem Abkühlen längere Zeit unverändert bestehen.

6. Blut und Blutfarbstoff.

Man unterscheidet zwischen *Hämaturie*, bei der unverändertes Blut zur Ausscheidung gebracht wird (Nieren-, Blasen- und Harnröhrenblutung; der Harn enthält rote Blutkörperchen) und *Hämoglobinurie* (durch Bakteriengifte, Hämolysine bedingt), wobei der Harn ausgelaugten Blutfarbstoff enthält. Die Unterscheidung, ob Hämaturie oder Hämoglobinurie vorliegt, ist nur auf mikroskopischem Wege möglich.

Chemischer Nachweis von Blut und Blutfarbstoff.
1. **HELLERS Probe** (nur als Vorprobe brauchbar). Kocht man bluthaltigen Harn mit Natronlauge auf, ohne zu schütteln (braunes Hämatin!), so fällt das Hämochromogen mit den Erdalkaliphosphaten als blutroter Niederschlag aus. Ist bei dunkel gefärbten Harnen die Farbe des Niederschlages schwierig wahrzunehmen, so empfiehlt es sich, die TEICHMANNschen Häminkristalle darzustellen. Zu diesem Zwecke wird der Niederschlag gesammelt und auf dem Wasserbade eingetrocknet. Bringt man eine kleine feingepulverte Probe des Rückstandes auf einen Objektträger und erhitzt nach Zusatz eines Tropfens Eisessig (Deckgläschen) über dem Mikrobrenner, bis Blasen aufsteigen, so bilden sich die charakteristischen braungefärbten Häminkristalle (Mikroskop).

2. **Pyramidonprobe.** Als Reagens dient eine 5%ige Pyramidonlösung in absolutem Alkohol. Zur *Ausführung* der Probe überschichtet man 10 ccm Harn, der mit 2 ccm Eisessig und 10 Tropfen Wasserstoffsuperoxyd (3%ig) versetzt ist, mit der Pyramidonlösung. Bei Anwesenheit von Blut entsteht an der Berührungszone ein amethystfarbiger, allmählich an Intensität zunehmender Ring, der nach einiger Zeit wieder verschwindet. Die Reaktion ist sehr empfindlich.

3. **Benzidinmethode.** Der auf Blut zu prüfende Harn (10 ccm) wird mit dem gleichen Volumen Eisessig/Äther (1 Vol. Eisessig auf 5 Vol. Äther) ausgeschüttelt. Schichtet man das ätherische Extrakt auf Benzidinreagenz, so entsteht an der Berührungszone eine blaue Färbung.

Benzidinreagenz: Eine Messerspitze voll Benzidin wird in etwa 2 ccm Eisessig gelöst und die klare Lösung mit 2 ccm 3%iger Wasserstoffsuperoxydlösung versetzt.

7. **Urobilin und Urobilinogen.**
Das Auftreten von *Urobilin* im Harn wird als *Urobilinurie* bezeichnet. Die Urobilinurie beobachtet man bei vermehrtem Zerfall von Blutkörperchen im Organismus, insbesondere bei Leberaffektionen. Das Urobilin entsteht aus seinem *Chromogen*, dem *Urobilinogen*, einem Reduktionsprodukt des Bilirubins, durch Licht- und Sauerstoffeinwirkung.

Nachweis von Urobilin und Urobilinogen.
1. **Nachweis von Urobilin nach SCHLESINGER.** 10—15 ccm Harn werden mit dem gleichen Volumen einer 10%igen absolut alkoholischen Zinkacetatanreibung versetzt und nach kräftigem

Durchschütteln filtriert. Das Filtrat fluoresziert bei Gegenwart von Urobilin deutlich grün.

2. **Nachweis von Urobilinogen.** 5 ccm frischer (!) Harn werden mit 10 Tropfen EHRLICHschem Reagenz (2%ige Lösung von Dimethyl-p-aminobenzaldehyd in einem Gemisch von 4 Teilen Salzsäure und 1 Teil Wasser) versetzt. Bei Gegenwart von Urobilinogen tritt eine mehr oder weniger starke Rotfärbung auf.

8. Diazokörper.

Unter dem Begriff „*Diazokörper*" faßt man mehrere, durch Abbau von Eiweiß im Organismus entstandene Stoffe (Aminoimidazolpropionsäure, Oxyindolessigsäure) zusammen, die mit diazotierter Sulfanilsäure (EHRLICHS Diazo Reagenz) unter Rotfärbung reagieren.

Nachweis. 10 ccm frischer Harn werden mit 10 ccm Sulfanilsäurelösung (Diazo-Reagenz I) und mit 2 Tropfen Diazo-Reagenz II gemischt. Nach kräftigem Schütteln fügt man 20 Tropfen Ammoniak hinzu. Bei Gegenwart von Diazokörpern färbt sich der Schaum himbeer- bis scharlachrot.

Störungen der Reaktion: Nach Einnahme von Morphin und Naphthalin ist die Diazoreaktion positiv.

Reagenzien: Diazo-Reagenz I : 5 g Sulfanilsäure werden in 700 ccm Wasser kalt gelöst und nach Zugabe von 50 ccm Salzsäure (DAB VI) mit Wasser auf 1000 ccm aufgefüllt. II; Natriumnitrit $0,5^0/_0$ig.

V. Die Bestimmung von Arzneistoffen im Harn.

Die Ausmittelung von Arzneistoffen im Harn erfolgt im allgemeinen nach den in der Toxikologie üblichen Methoden. Einfache Nachweise und Bestimmungsmethoden für einige Arzneimittel im Harn sind nachstehend angegeben.

1. **Jodide.** 10 ccm Harn werden nach dem Ansäuern mit verd. Salzsäure tropfenweise (!) mit Chloraminlösung und mit 2—3 ccm Chloroform unter Umschütteln versetzt. Bei Anwesenheit von Jodiden färbt sich das Chloroform rosa bis violettrot.

2. **Nachweis von Salizylsäure.** Der mit verdünnter Schwefelsäure angesäuerte Harn wird im Scheidetrichter mit einer Mischung aus zwei Teilen Chloroform und drei Teilen Petroläther ausgeschüttelt. Man filtriert die ätherische Schicht nach dem Abtrennen in ein Kölbchen und versetzt mit Wasser. Nach dem Hinzufügen von einem Tropfen verdünnter Eisenchloridlösung färbt sich die wässerige Schicht bei Gegenwart von Salizylsäure violett.

3. Nachweis von Derivaten der Barbitursäure (Veronal, Luminal, Phanodorm usw.) **nach ZWIKKER.** 10—20 ccm mit verdünnter Schwefelsäure angesäuerter Harn werden im Scheidetrichter mit 20 ccm Chloroform ausgeschüttelt. Nach Trennung der beiden Schichten filtriert man das Chloroform durch ein mit Chloroform benetztes Filter, trocknet, falls erforderlich, über wasserfreiem Natriumsulfat und destilliert das Lösungsmittel ab. Der Destillationsrückstand wird in wenig absolutem Alkohol gelöst, mit einer absolut alkoholischen Lösung von Kobaltchlorid bis zur schwachen Rosafärbung versetzt und alkoholische Kalilauge oder Piperidin bis zur alkalischen Reaktion zugegeben. Bei Gegenwart von Derivaten der Barbitursäure färbt sich die Lösung tiefblau bis blauviolett. Eine bisweilen auftretende Grauviolettfärbung spricht nicht für den positiven Ausfall der Reaktion.

4. Nachweis von Anthrachinonderivaten. Der zuvor mit einigen Tropfen Kalilauge alkalisch gemachte Harn wird aufgekocht und nach dem Erkalten mit Salzsäure angesäuert. Hierauf schüttelt man mit Äther aus, trennt die ätherische Lösung ab, versetzt den Ätherextrakt mit verdünnter Ammoniakflüssigkeit und schüttelt kräftig durch. Bei Gegenwart von Anthrachinonderivaten, die nach Applikation von Senna, Frangula, Rheum, Istizin u. a. im Harn auftreten, färbt sich die Ammoniakflüssigkeit kirschrot.

5. Nachweis und Bestimmung von Sulfonamiden im Harn. Die Anwesenheit von *Sulfonamiden* im Harn und in anderen biologischen Flüssigkeiten läßt sich bequem durch folgende recht empfindliche Vorprobe feststellen:

1 Tropfen Untersuchungsmaterial (Harn, Serum) wird auf ein Stückchen Zeitungspapier aufgetropft. Den sich ausbreitenden Tropfen betupft man mit 10%iger Salzsäure. Bei Gegenwart von Sulfonamiden tritt je nach der Konzentration eine Gelb- bis Braunfärbung auf.

Quantitative Bestimmung: Zur Bestimmung gelangt Harn, der im Verhältnis 1 : 100 verdünnt ist, so, daß die Verdünnung etwa 0,5—2,0 mg% Sulfonamid enthält.

10 ccm des verdünnten Harns werden mit 1 ccm Trichloressigsäure (15%ige wäßrige Lösung) und 1 ccm Natriumnitritlösung (0,1%ige wäßrige Lösung, frisch bereitet!) versetzt. Nach 3 Minuten fügt man 1 ccm einer Lösung von 13,8 g einbasischem Natriumphosphat ($NaH_2PO_4 \cdot H_2O$) und 0,5 g Aminosulfosäure, (in Wasser zu 100 ccm gelöst) hinzu und läßt 2 Minuten stehen. Hierauf werden 5 ccm Kupplungsreagenz (0,4%ige Lösung von Dimethyl-α-naphthylamin in 95%igem Alkohol) zugegeben. Nach 10 Minuten vergleicht man die aufgetretene Rotfärbung gegen

eine Standardlösung, die zuvor über eine Stammlösung folgendermaßen bereitet wurde:

Stammlösung: 100 mg des reinen zu bestimmenden Sulfonamids (keine Tabletten!!) werden in Wasser zu 1000 ccm gelöst. *Vergleichslösung*: 10 ccm der Stammlösung werden im 100 ccm-Meßkolben mit Wasser bis zur Marke verdünnt. 1 ccm der Vergleichslösung enthält 0,01 mg des entsprechenden Sulfonamids. Zum kolorimetrischen Vergleich werden 5 ccm der Vergleichslösung (0,05 mg Sulfonamid) mit 1 ccm Trichloressigsäure (s. o.) und 5 ccm Wasser verdünnt. Die Lösung wird, wie vorstehend angegeben, mit 1 ccm Natriumnitritlösung diazotiert und nach 3 Minuten mit 1 ccm der Natriumphosphat-Aminosulfosäurelösung versetzt. Nach 2 Minuten gibt man 5 ccm Kupplungsreagenz hinzu und benutzt die so erhaltene Farblösung nach 10 Minuten als Bezugssystem.

Bei Verwendung eines Kolorimeters nach DUBOSCQ errechnet sich der Gehalt des Harns an freiem Sulfonamid aus der Beziehung[1]:

$$\frac{\text{Skalenwert der Standardlösung}}{\text{Skalenwert der Versuchslösung}} \cdot 50 = \text{mg\% Sulfonamid.}$$

War die Versuchslösung stärker gefärbt als die Standardlösung, so ist eine doppelt so starke Standardlösung zum Vergleich heranzuziehen. Man geht von 10 ccm der Vergleichslösung (= 0,1 mg Sulfonamid) aus und verfährt weiter, wie oben angegeben. In diesem Falle findet man den Gehalt des Harns an freiem Sulfonamid aus der Gleichung

$$\frac{\text{Skalenwert der (starken) Standardlösung}}{\text{Skalenwert der Versuchslösung}} \cdot 100$$
$$= \text{mg\% Sulfonamid.}$$

Die hier angegebene Methode gestattet die Bestimmung des *freien* Sulfonamids im Harn. Der Gehalt an *Gesamtsulfonamid* (freies Sulfonamid + azetyliertes Sulfonamid) läßt sich nach vorausgegangener Hydrolyse mit 2 n-Salzsäure in Anlehnung an das vorstehend beschriebene Verfahren bestimmen.

---

[1] Die kolorimetrische Bestimmung kann auch im AUTENRIETH-Kolorimeter vorgenommen werden. Aus einer zuvor mit Hilfe der Standardlösung aufgestellten Kurve läßt sich der Gehalt des Harns an Sulfonamiden direkt ablesen. Zur Bestimmung füllt man die zu untersuchende Lösung in den Kolorimetertrog und die Standardlösung in einen Leerkeil, bringt durch Verschieben des Keils auf Farbgleichheit, liest den Skalenwert ab und findet die dem Skalenwert entsprechende Menge Sulfonamid mit Hilfe der aufgestellten Kurve.

Nachweis und Bestimmung von Vitamin C (Ascorbinsäure) im Harn.

Der blaue Indophenolfarbstoff 2.6-Dichlorphenolindophenol wird durch die stark reduzierend wirkende Ascorbinsäure in die farblose Leukoform übergeführt:

$$O=\underset{Cl}{\underset{|}{\bigcirc}}=N-\underset{}{\bigcirc}-ONa \xrightarrow{H_2} HO\cdot\underset{Cl}{\underset{|}{\bigcirc}}-NH-\bigcirc-ONa$$

Dabei dehydriert sich die Ascorbinsäure zur *Dehydroascorbinsäure*

$$\underset{O}{\underset{\diagdown\diagup}{CH_2\cdot CH\cdot CH}}\underset{|}{\overset{OH\ OH}{\underset{|}{|}}}\underset{|}{\overset{C=\!\!=\!\!C}{|}}C=O \xrightarrow{-H_2} \underset{O}{\underset{\diagdown\diagup}{CH_2\cdot CH\cdot CH}}\underset{|}{\overset{OH\ OH}{\underset{|}{|}}}\underset{|}{\overset{\overset{O\ \ O}{\|\ \ \|}}{C-\!\!-\!\!C}}C=O$$

Aus der verbrauchten Anzahl ccm einer gegen reine Ascorbinsäure eingestellten Farbstofflösung läßt sich der Gehalt an Vitamin C berechnen.

Für die Bestimmung des Vitamin C im Harn ist zu beachten, daß jeder normale Harn gegenüber dem Farbstoff Dichlorphenolindophenol reduzierende Eigenschaften, die durch vorhandene Sulfhydrylverbindungen bedingt sind, zeigt. Nur *die* bei der Titration des Harns mit 2,6-Dichlorphenolindophenol erhaltenen Werte dürfen für Ascorbinsäure in Rechnung gestellt werden, die über den für normalen Harn üblichen Reduktionswert von 5 mg% reduzierenden Stoffen, berechnet als Ascorbinsäure, hinausgehen. Die Vitamin C-Bestimmung im Harn hat daher lediglich Bedeutung für die Auswertung von Belastungsversuchen des Organismus mit Vitamin C.

Herstellung und Einstellung der Dichlorphenolindophenollösung: 0,2 g 2,6-Dichlorphenolindophenol werden nach dem Verreiben mit 5 g Kieselgur mit 400 ccm Wasser in einen Kolben gespült und etwa 15 Minuten lang kräftig durchgeschüttelt. Die nach dem Absaugen oder Abfiltrieren erhältliche Lösung, deren Wirkungswert etwa eine Woche bei Aufbewahrung im Eisschrank konstant bleibt, wird gegen reine Ascorbinsäure eingestellt.

Zu diesem Zweck löst man 0,101 g reine Ascorbinsäure[1] in frisch ausgekochtem wieder erkalteten Wasser im Meßkolben zu

---

[1] Die Ascorbinsäure des Handels ist etwa 99%ig, hieraus erklärt sich die um 1% höhere Einwaage.

50 ccm auf. 2,00 ccm dieser Lösung (= 4,00 mg Ascorbinsäure) werden nach Verdünnung mit 10 ccm 30%iger Essigsäure mit der einzustellenden Farbstofflösung bis zur bleibenden schwachen Rosafärbung titriert. Bei der Titration werden annähernd 20 ccm Farbstofflösung verbraucht, so daß 1 ccm der Dichlorphenolindophenollösung etwa 0,2 mg Vitamin C entspricht.

Bestimmung: 20 ccm Harn werden nach Zugabe von 5 ccm verdünnter Essigsäure (30%ig) mit der Dichlorphenolindophenollösung bis zur deutlich erkennbaren Rosafärbung titriert.

Beispiel für die Berechnung:
2,00 ccm Ascorbinsäurelösung (= 4,00 mg Ascorbinsäure) verbrauchen bei der Einstellung................ 21,4 ccm Farblösung
20 ccm Harn verbrauchten bei der Titration   5,5 ccm Farblösung
100 ccm Harn zeigen demnach einen Reduktionswert von

$$\frac{5,5 \cdot 4,0 \cdot 5}{21,4} = 5,14 \text{ mg, berechnet als Ascorbinsäure.}$$

VI. Untersuchung von Harnsedimenten.

Die exakte Auswertung und Untersuchung des Harnsediments erfordert Übung und Erfahrung. Man gewinnt das Sediment am zweckmäßigsten durch Zentrifugieren bei nicht zu hohen Tourenzahlen (Handzentrifuge). Sofern eine Zentrifuge nicht zur Verfügung steht, läßt man den Harn längere Zeit in einem Spitzglase absetzen und entnimmt den Bodensatz mit Hilfe einer Pipette. Die Betrachtung des Sediments erfolgt am besten bei 140—300facher linearer Vergrößerung.

Für den Ungeübten empfiehlt es sich zwecks leichterer Erkennung der Sedimentbestandteile nachstehende *Färbetechnik* anzuwenden[1]:

Der im Zentrifugenglas über dem Sediment stehende Harn wird bis auf 1—2 ccm entfernt. Man setzt darauf Neutralrotlösung (Neutralrot 1,0 g, Phenolwasser [5%ig] ad 100 ccm) hinzu, schwenkt um, läßt etwa 10 Minuten lang die Farblösung (1 ccm) einwirken, zentrifugiert abermals leicht, gießt die Farblösung ab und untersucht zunächst im kleinen, zur genaueren Erkennung der einzelnen Formelemente, später mit einem stärkeren Trockensystem.

---

[1] LUTZ-SCHUGT, Atlas der Mikroskopie der Harnsedimente. Wissenschaftliche Verlagsgesellschaft m. b. H., Stuttgart 1934.

Es mag darauf hingewiesen werden, daß dem Arzt die Sedimentanalyse eine weitaus größere Unterstützung seiner Diagnose liefert, als die chemische Untersuchung. So erscheint z. B. beim Vorliegen von Eiweiß im Harn eine Analyse des Harnsediments unerläßlich, da die durch chemische Befunde erhaltene Eiweißmenge keine Rückschlüsse auf die Art und Schwere der Erkrankung gestattet.

Bei den Harnsedimenten unterscheidet man im allgemeinen zwischen *nichtorganisierten* und *organisierten* Sedimentbestandteilen. Zu den nichtorganisierten Sedimentanteilen rechnet man

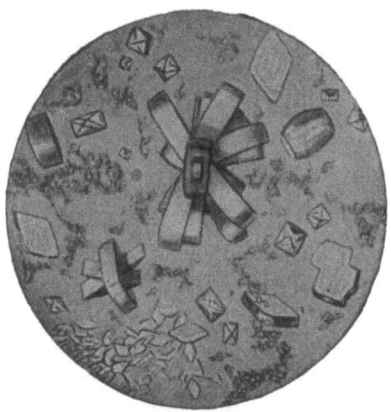
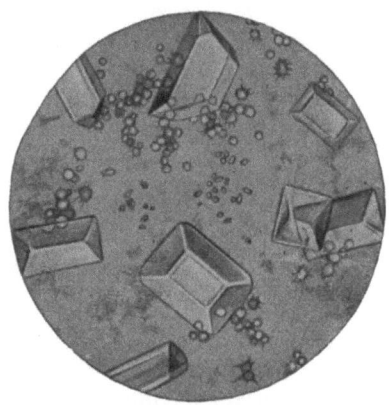

Abb. 4. Sediment aus übersaurem Harn: freie Harnsäure in Wetzstein- und Tonnenform, saures harnsaures Natron in Körnchen, Briefkuvertformen von oxalsaurem Kalk.

Abb. 5. Sediment aus ammoniakalisch zersetztem Harn: Sargdeckel von Ammoniummagnesiumphosphat und Stechapfelformen des harnsauren Ammoniaks.

kristalline und amorphe Ausscheidungen aus normalen und pathologischen Harnen. Organisierte Harnsedimente enthalten stets zellige Elemente.

Die wichtigsten nichtorganisierten Sedimentbestandteile sind folgende:

Harnsäure (Abb. 4): Die Harnsäure erscheint aus übersaurem Harn in Wetzstein-, Tonnen- oder Hantelform (Dumb-bells). Bisweilen sind die Kristalle rosettenförmig oder drusenartig angeordnet.

Harnsaure Salze (Urate) (Abb. 4, 5): Das *saure* harnsaure Natrium findet sich als undeutlich kristallines, meist gelbrot gefärbtes Pulver in körnchenförmiger Anordnung (Ziegelmehlsediment, s. S. 12). — Saures harnsaures Ammonium (Abb. 5) tritt gewöhnlich in Stechapfelform auf.

Calciumoxalat (Abb. 4) ist durch die oktaedrische Kristalltracht (Briefkuvertform!) sowie durch seine Löslichkeit in Salzsäure hinreichend charakterisiert.

Calciumphosphat (sekundäres) findet sich bei Calcariurie auf neuropathischer Grundlage, bisweilen neben *Calciumcarbonat* in charakteristischer Anordnung (s. Abb. 6).

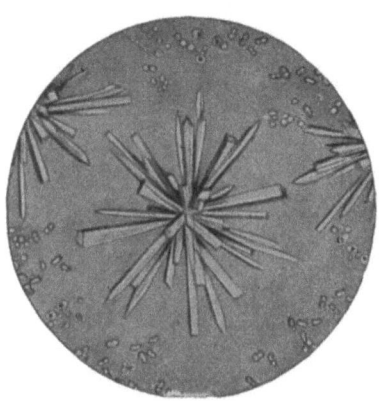
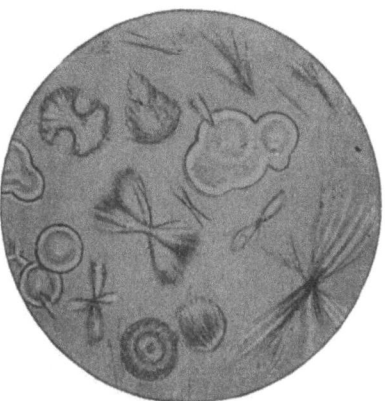

Abb. 6. Kristalle von einfach saurem phosphorsaurem Kalk, daneben die Kugel- und Biskuitformen des kohlensauren Kalks.

Abb. 7. Federbüschel von Tyrosin und Kugelformen des Leucins.

Ammoniummagnesiumphosphat (Tripelphosphat) (s. Abb. 6) ist an der „Sargdeckelform" leicht zu erkennen.

Wesentlich seltener im Sediment angetroffen werden die dem Eiweißabbau entstammenden Aminosäuren Tyrosin und Leucin.

Tyrosin (Abb. 7) erscheint gewöhnlich in feinen Federbüscheln. Sein Auftreten ist bei akuter Leberatrophie und bei Phosphorvergiftungen bisweilen beobachtet worden.

Leucin (Abb. 7) bildet fettglänzende gelbliche Kugeln. Es findet sich häufig mit dem Tyrosin vergesellschaftet.

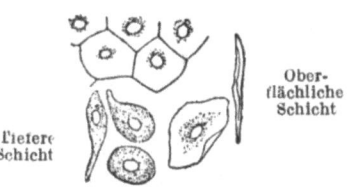

Abb. 8. Epithelien der Blase und der Ureteren sowie des Nierenbeckens.

Zu den *organisierten* Bestandteilen des Harnsediments rechnet man die in jedem normalen Harn in geringer Menge vorkommenden

Epithelien, die je nach der Schicht, der sie entstammen, eine Gestaltung zeigen, wie sie durch die Abb. 8 wiedergegeben wird. In größerer Anzahl und in Verbindung mit zahlreichen Leukozyten auftretend, kann auf ein Vorliegen entzündlicher Prozesse der Blasen-, Ureteren- oder Nierenbeckenschleimhaut geschlossen werden.

Erythrozyten sind im Harn des Gesunden nicht enthalten. Ihr Auftreten deutet auf Blutungen der Urogenitalorgane. Die roten Blutkörperchen erscheinen im Sediment als kernlose zumeist einzeln liegende gelblich gefärbte Scheibchen mit doppelter Konturierung. Vom Anfänger werden mitunter *Hefezellen*, die bisweilen im Harn angetroffen werden, als Erythrozyten, deren Größenordnung etwa die gleiche der Hefezellen ist, angesprochen.

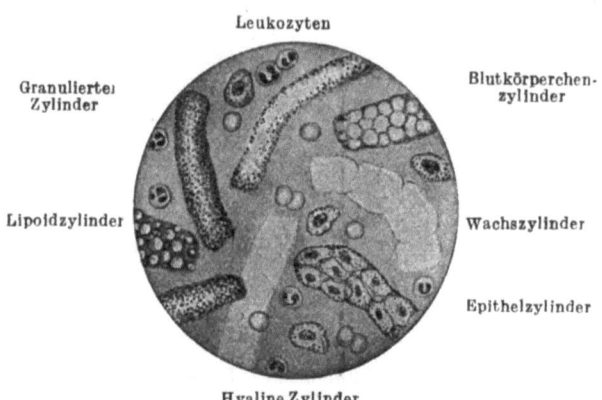

Abb. 9. Harnzylinder

Die Hefezellen finden sich jedoch gewöhnlich nicht in Einzelanordnung, sondern häufig zusammenhängend. Diese Tatsache, daß bei der Hefe in zusammenhängender Form Zellen von verschiedener Größe beobachtet werden, die mitunter kleine Ausstülpungen (Sprossung!) zeigen, läßt die Hefezellen deutlich von den Erythrocyten abgrenzen.

Leukozyten (Abb. 9) kommen vereinzelt im normalen Harn vor. Die weißen Blutkörperchen sind gekennzeichnet durch ihren verschieden gestalteten Kern. Bei vermehrtem Auftreten (Eiterharn!) findet sich Eiweiß im Urin.

Bei *Nephritiden* treten im Harn walzenförmige, als *Zylinder* (Abb. 9) bezeichnete Gebilde auf, die als Ausgüsse der Harnkanälchen aufzufassen sind. Je nach ihrer Gestalt und Inkrustierung lassen sie sich mikroskopisch als

Hyaline Zylinder
Granulierte Zylinder

Blutkörperchenzylinder
Lipoidzylinder
Wachszylinder
Epithelzylinder
differenzieren. Das mikroskopische Bild der einzelnen Zylinderarten ist durch die Abb. 9 deutlich erkennbar[1].

Zusammenstellung der verwendeten Literatur.

BANG-KRÜGER: Lehrbuch der Harnanalyse, 2. Auflage. München: J. F. Bergmann 1926.

HINSBERG-LANG: Medizinische Chemie, 1. Auflage. Berlin und Wien: Urban und Schwarzenberg 1938.

KLOPSTOCK-KOWARSKI: Praktikum der klinischen chemischen, mikroskopischen und bakteriologischen Untersuchungsmethoden. 10. Auflage. Berlin: Urban und Schwarzenberg 1932.

KOCH-SCHUGT: Chemische und mikroskopische Untersuchungen vom kranken Menschen, 2. Auflage. Stuttgart: Wissenschaftliche Verlagsgesellschaft m. b. H. 1933.

E. MERCK: Medizinisch-Chemische Untersuchungsmethoden, 2. Auflage. Darmstadt: E. Merck 1935.

MÜLLER-SEIFERT, Taschenbuch der medizinisch-klinischen Diagnostik 63. Auflage. München: J. F. Bergmann 1944.

E. RUPP: Trinkwasser- und Harnanalyse, 4. und 5. Auflage. Stuttgart: Süddtsch. Apotheker-Ztg. 1925.

SPAETH-KAISER: Chemische und mikroskopische Untersuchung des Harns, 6. Auflage. Leipzig: Johann Ambrosius Barth 1936.

[1] Da die Deutung der Zylinder in das Aufgabengebiet der inneren Medizin fällt, wird bewußt auf eingehendere Darstellung hier verzichtet.

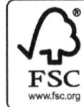

MIX
Papier aus verantwortungsvollen Quellen
Paper from responsible sources
FSC® C105338

If you have any concerns about our products,
you can contact us on
ProductSafety@springernature.com

In case Publisher is established outside the EU,
the EU authorized representative is:
**Springer Nature Customer Service Center GmbH
Europaplatz 3, 69115 Heidelberg, Germany**

Printed by Libri Plureos GmbH
in Hamburg, Germany